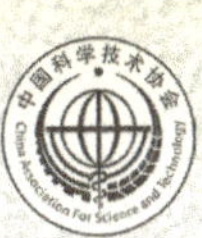
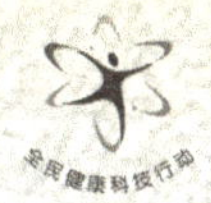

"十二五"国家科技支撑计划重点课题
中成药安全合理用药评价和干预技术研究与应用

心血管疾病安全用药手册

中华中医药学会 组 编
雷 燕 主编

科 学 出 版 社
北 京

内 容 简 介

本书是“十二五”国家科技支撑计划重点课题“中成药安全合理用药评价和干预技术研究与应用”的研究成果之一。全书分为两部分，总论部分从中成药的源流、剂型、类别、应用、管理等方面进行系统介绍。各论部分主要介绍了在临床中如何合理、安全的使用中成药治疗心血管疾病，分别从典型病案叙述、病情分析、用药知识、预防措施和生活贴士等方面深入浅出地介绍了临床常见的心血管疾病的用药指导原则。旨在向大众普及安全用药知识，增强人们的自我保健与合理用药意识。本书内容科学务实，通俗易懂，实用性强。

本书可供医务人员和广大中医药爱好者参考使用。

图书在版编目 (CIP) 数据

心血管疾病安全用药手册 / 雷燕主编；中华中医药学会组编.
—北京：科学出版社，2015.6
“十二五”国家科技支撑计划重点课题
ISBN 978-7-03-045149-1

Ⅰ.①心… Ⅱ.①雷… ②中… Ⅲ.①心血管疾病－中成药－用药法－手册
Ⅳ.R259.4-62

中国版本图书馆CIP数据核字(2015) 第143534号

责任编辑：鲍　燕 / 责任校对：胡小洁
责任印制：徐晓晨 / 封面设计：王　浩

科学出版社出版
北京东黄城根北街16号
邮政编码：100717
http://www.sciencep.com
北京京华虎彩印刷有限公司印刷
科学出版社发行　各地新华书店经销
*
2015年7月第　一　版　开本：B5（720×1000）
2017年7月第二次印刷　印张：6 1/4
字数：126 000
定价：25.00元

“十二五”国家科技支撑计划重点课题

中成药安全合理用药评价和干预技术研究与应用

总编委会

本书编委会

主　　编

雷　燕

副 主 编

李　平　　陶丽丽

编写人员（按姓氏笔画排序）

王振华　　杜雪君　　杨　静　　赵　利

郝　腾

总 前 言

中医采用成药治病的历史非常悠久，内容十分丰富。在历代中医古籍记载的数以万计的方剂中，从剂型角度看有大量的成药方。即使是汤方，有许多也可以根据需要加工制作成成药。这些成药方经过长期的应用、积累、演变和发展，形成了丰富多彩的中成药种类。如大家熟知的六味地黄丸、大活络丹、藿香正气水、伤湿止痛膏等。我们现在所说的中成药，是指由国家相关部门批准生产的中药成品药，必须具备明确的药品名称、规格、组成（保密品种除外）、功效、适应证、用法、禁忌、注意事项、生产厂家、生产日期、有效日期、生产批号、批准文号等，产品说明名实相符。

中成药具有组方固定、用途明确、服用便捷、适用面广、性质稳定、易于贮存、携带方便等特点。既可备以应急，也便于长期服用。此外，中成药大都消除了汤剂的不良气味，减少了服药之苦，因而易于被患者接受。必须强调的是，中成药是中医防治疾病的重要方法之一，既要在中医理论指导下加工制作，也要在中医理论指导下正确使用。

本丛书既是“十二五”国家科技支撑计划重点课题“中成药安全合理用药评价和干预技术研究与应用”的研究成果，也为继续深化和促进安全用药知识教育与传播，为提高公众安全合理使用中成药的意识和水平，提供参考帮助。丛书定位于科普化，重点解决哪些是适宜向公众传播的用药知识，以及如何去传播这些知识。既可针对医务人员进行安全合理用药科普相关知识的培训，辅助医务工作者在日常药学服务过程中针对公众开展安全合理用药科普宣传；也能够供有一定知识水平的公众自主学习，提供安全合理用药的知识和实用技能。

本丛书的编写和组织工作，由中华中医药学会继续教育与科学普及部组织具有科普实践经验的药学专家和科普专家，将药学专业知识进行科普化加工编写而成，具有科学性、权威性、可读性和实用性。中华中医药学会继续教育与科学普及部，十分重视中医药行业公益性创新课题的研究与新成果的推广，多年来以“立足于中医，面向大众”为主要指导思想，积极参加科协组织的全国性科普活动，并发挥自身优势，通过举办科普讲座、编写科普书籍、开展健康咨询及义诊等多种形式，让中医走进千家万户，让百姓了解中医，认识中医。相信这部丛书的推出，一定会为中医药行业从业人员知识的丰富、为广大读者健康养生事业的推进、为中医药服务于国计民生的大局做出积极的贡献！

丛书总编委会

2015 年 5 月

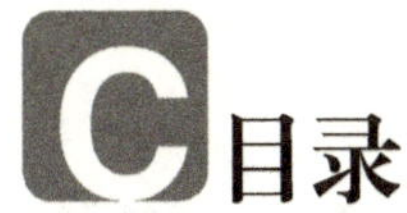

目录

总论

中成药安全合理用药概述

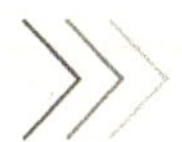

中成药概说

1. 什么是中成药

中成药是根据中医成方将中药饮片加工制作的成品药，也就是通常所说的丸散膏丹等剂型的药物，如大家熟知的六味地黄丸、大活络丹、藿香正气水、伤湿止痛膏等。一般来说，中成药是与针对某人按照处方煎煮的汤药相对而言的，中成药提前制备而成，随时可用。

我们现在所说的中成药，是指由国家相关部门批准生产的中药成品药，必须具备明确的药品名称、规格、组成（保密品种除外）、功效、适应证、用法、禁忌、注意事项、生产厂家、生产日期、有效日期、生产批号、批准文号等，产品与说明名实相符。

中成药具有组方固定、用途明确、服用便捷、适用面广、性质稳定、易于贮存、携带方便等特点。既可备以应急，也便于长期服用。此外，中成药大都消除了汤剂的不良气味，减少了服药之苦，因而易于被患者接受。

但必须强调的是，中成药是中医防治疾病的重要方法之一，既要在中医理论指导下加工制作，也要在中医理论指导下正确使用。

2. 中成药发展简史

中医采用成药治病的历史非常悠久，内容十分丰富。在历代中医古籍记载的数以万计的方剂中，从剂型角度看有大量的成药方。即使是汤方，有许多也可以根据需要加工制作成成药。这些成药方经过长期的应用、积累、演变和发展，形成了丰富多彩的中成药种类。

中成药的起源现可以追溯到夏商时期，在甲骨文中就有以芳香药物酿制鬯酒的记载，既是最早的酒剂，也可以看作是具有保健作用的中成药。

长沙马王堆汉墓出土的《五十二病方》，记载了先秦时期用于治疗 52 种疾病的 283 个药方，尽管这些方剂还没有名字，但丸、散、饼、曲、酒、油膏、丹、胶等剂型已经具备了。

我国现存最早的医学典籍《黄帝内经》治病以针刺为主，其中还记载了 13 首方剂，其中9种为成方制剂，包括丸、丹、膏、酒等，而且已经有了名称。

《神农本草经》是我国现存第一部药学专著，不仅奠定了中药学的理论基础，而且对药物的四气、五味、配伍、剂型、服药时间及方法、药物采制与加工等有了明确的记载。

东汉末年，著名医家张仲景撰写了《伤寒杂病论》，无论在方剂数量还是剂型上都有了很大的发展，被后世称为“方书之祖”。后人将该书整理成为《伤寒论》和《金匮要略》两书，其中《伤寒论》载方113首，《金匮要略》载方262首，包括60多首成药方，如五苓散、乌梅丸、理中丸、肾气丸、麻子仁丸等至今仍在应用。此外，书中还记载了蜜丸剂、浓缩丸剂、散剂、酒剂、阴道栓剂、洗剂、浴剂、熏烟剂、滴耳剂、软膏剂、灌肠剂等多种剂型，不仅丰富了中医治病手段，而且为后世中成药的发展奠定了坚实基础。

东汉魏伯阳的道教著作《周易参同契》，托易象而论炼丹，以求长生不老。其中所言外丹，对推动中药丹剂的应用和发展产生了较大影响。

晋代，葛洪编写的《肘后备急方》载方101首，其中成药方占了半数以上，并且首次使用了“成剂药”一词，与我们今天所说的成药含义一致。在成药组方与制作方法上也有了新的发展，如采用羊肝配伍黄连用于治疗眼疾的羊肝丸，疗效较好。此外，还收载了蜡丸、灸剂、熨剂等剂型。葛洪还著有《抱朴子》一书，其中涉及多种丹剂的制作。

唐代，孙思邈在《备急千金要方》和《千金翼方》中分别收载了药方5300余首和2200余首。其中著名的紫雪丹、定志丸、磁朱丸等沿用至今，且各种剂型俱备。此外，《千金要方》设有“万病丸散”一门，选通治诸病成方13首，详言成药辨证应用方法。王焘《外台秘要方》收方6800余首，成药方有苏合香丸、五加皮酒等传世。

宋代，文化昌明，印刷术的发明与应用大大促进了方药知识的传播。政府不仅主持编纂《太平圣惠方》《圣济总录》等大型方书，而且还设立熟药所，后更名惠民和剂局，专门从事成药的生产与销售。《太平惠民和剂局方》是根据其配制成药的处方，由陈师文等汇编而成的方书，收载成药788种，许多成方沿用至今，如二陈丸、十全大补丸、逍遥散、参苓白术散、藿香正气散、至宝丹、小活络丹等，对后世影响较大。钱乙《小儿药证直诀》根据小儿特点，大量使用成药，著名的六味地黄丸即为钱乙根据金匮肾气丸化裁而成。此外，严用和《济生方》中的归脾丸、许叔微《普济本事方》中的四神丸等均为名著于世的成药方。

金元时期，名医辈出，流派纷呈，诸医家创制了不少各具学术特色的成药方。如刘完素的防风通圣丸、六一散，张从正的木香槟榔丸、禹功散，李杲的补中益气汤（丸）、清暑益气丸、朱砂安神丸，朱丹溪的大补阴丸、左金丸、保和丸、越鞠丸等，均流芳至今。

明代，中药成方制剂进一步发展，记载成方的中医药著作颇多。如《普济方》《本草纲目》等大型方药著作，载录成药方众多，涉及剂型数十种，几乎囊括了古今各种成药种类。此外，王肯堂《证治准绳》中的二至丸、四神丸、五子衍宗丸，陈实功《外科正宗》中的冰硼散、如意黄金散、保安万灵丹，张介宾《景岳全书》中的左归丸、右归丸、人参健脾丸，龚云林《寿世保元》中的乌鸡白凤丸、艾附暖宫丸等成药，均功效显著，堪称精品。

清代，知名的成药见于温病、外科、喉科等。如《温病条辨》中的银翘散、安宫牛黄丸，《外科全生集》中的醒消丸、西黄丸，《医宗金鉴》中的龙胆泻肝丸、一捻金，《重楼玉钥》中的养阴清肺丸等，均有重要影响。此外，吴尚先《理瀹骈文》专言外治，其中所用大多为成药。

新中国成立之后，党和政府高度重视中医药事业的继承和发扬，整理编纂了大量成药处方集，并制定了一系列相应的政策与措施，使得中成药的研制与生产逐步走向规范化、法制化。近几十年来，中成药的发展更加迅猛，在新剂型的开发与应用、中成药安全性研究、中成药作用机制研究与新药研制等方面都取得了举世瞩目的成就。

20 世纪 90 年代以来，我国的中药产业已初具规模，且被列为国家高新技术行业，发展成为我国国民经济的支柱产业之一，在临床和科研方面也都取得了显著成果。

中成药的剂型

中成药传统剂型种类繁多，是我国历代医药学家长期实践的经验总结。近几十年来，随着中成药发展水平及临床应用的不断提高，中成药剂型的基础研究取得了较大进展，研制开发了大量新剂型，进一步扩大了中成药的使用范围。

中成药的剂型不同，作用特点亦不同，使用后产生的疗效、持续的时间、作用的特点亦有所差异。因此，正确选用中成药，首先要了解中成药的常用剂型及其特点。

中成药剂型可分为固体、半固体、液体和气体四大类。

1. 固体制剂

固体剂型是中成药最常用的剂型，这类剂型形态稳定，便于携带，使用方便。

散剂

散剂是将原料药材经粉碎，均匀混合而制成的粉末状制剂。散剂作为传统剂型之一，按给药途径可分为内服散剂和外用散剂。散剂的特点是：分散度大，起效迅速，剂量可随病症调整，尤其适用于婴幼儿、老人；制备简单，对溃疡、外伤等能起到收敛保护的作用；表面积大，一般其嗅味、刺激性、吸湿性及化学活性等表现强烈，挥发性成分易散失；散剂的口感较差，剂量大的也会造成服用困难。

颗粒剂

颗粒剂是将药材提取物与适宜的辅料或饮片细粉制成具有一定粒度的颗粒状制剂。根据辅料不同，可分为无糖颗粒剂型和有糖颗粒剂型。中药颗粒剂剂型始于我国 20 世纪 70 年代，当时称为冲剂。颗粒剂是在汤剂、散剂、糖浆剂、酒剂等前提剂型的基础上发展起来的新剂型。其优点：吸收快，见效迅速；剂量小，口感好，可调色、香、味，尤其适合儿童服用；生产设备简单，易操作；服用、携带、储藏和运输方便。但是相对来说，颗粒剂的成本较高，且具有容易吸潮结块、潮解的缺点。

胶囊剂

胶囊剂是将原料药材用适宜方法加工后，填充于空心胶囊或密封于软质囊材中的制剂。根据胶囊材质不同，可分为硬胶囊、软胶囊（胶丸）和肠溶胶囊等。胶囊剂主要供口服使用，主要特点是：掩盖药物不良气味，提高药物稳定性；药物的生物利用度高，能在胃肠道中迅速分散、溶出和吸收。

丸剂

丸剂是将饮片细粉或提取物加适宜的黏合剂或其他辅料制成的球形或类球形制剂。根据制备方法和辅料的不同，分为蜜丸、水蜜丸、水丸、糊丸、蜡丸、浓缩丸、滴丸等多种类型，主要供内服使用。其中，蜜丸根据大小可分为大蜜丸、小蜜丸。水蜜丸较蜜丸含蜜量少。水丸崩解较蜜丸快，便于吸收。糊丸释药缓慢，适用于含毒性成分或药性剧烈成分的成药方。蜡丸缓释、长效，且可达到肠溶效果，适合毒性和刺激性较大药物的成药方。浓缩丸服用剂量较小。滴丸剂系指药材经适宜的方法提取、纯化、浓缩，并与适宜的基质加热熔融混匀后，滴入不相混溶的冷凝液中，收缩冷凝而制成的球形或类球形制剂。滴丸剂服用方便，可含化或吞服，起效迅速。

片剂

片剂是将药材提取物，或药材提取物加药材细粉，或药材细粉与适宜辅料混匀压制成的圆片状或异形片状的剂型。主要供内服，也有外用或其他特殊用途者。按药材的处理过程可分为全粉末片、半浸膏片、浸膏片、提纯片。片剂具有溶出度及生物利用度较高；剂量准确，药物含量差异较小；质量稳定；服用、携带、运输和贮存较方便等特点。

胶剂

胶剂是以动物的皮、骨、甲、角等为原料，用水煎取胶质，浓缩成稠胶状，经干燥后制成的固体块状内服制剂。胶剂多为传统的补益药，一般烊化兑服。

栓剂

栓剂是将药材提取物或药材细粉与适宜基质混合制成供腔道给药的制剂。栓剂在常温下为固体，纳入人体腔道后，在体温下能迅速软化熔融或溶解于内分泌液，逐渐释放药物而产生作用。既可作为局部用药剂型又可作为全身用药剂型。全身用药时，不经过胃，且无肝脏首过效应，因此生物利用度优于口服，对胃的刺激性和肝的毒副作用小，尤适合不宜或不能口服药物的患者。

丹剂

丹剂是将由汞及某些矿物药，在高温条件下烧炼制成的不同结晶形状的剂型。丹剂大多含汞，因毒性较强，只宜外用。

贴膏剂

贴膏剂是将药材提取物、药材细粉等与适宜的基质制成的供皮肤贴敷，可产生局部或全身性作用的一类片状外用制剂。包括橡胶膏剂、凝胶膏剂（即原巴布膏剂）和贴剂等。贴膏剂用法简便，兼有外治和内治的功能。近年来发展起来的凝胶膏剂，是将药材提取物、药材细粉等与适宜的亲水性基质混匀后，涂布于背衬材料上制成的贴膏剂。与传统的中药贴膏剂相比，能快速、持久地透皮释放基质中所包含的有效成分，具有给药剂量较准确、吸收面积小、血药浓度较稳定、使用舒适方便等优点。

涂膜剂

涂膜剂是将药材提取物或药材细粉与适宜的成膜材料加工制成的膜状制剂。可用于口腔科、眼科、耳鼻喉科、创伤科、烧伤科、皮肤科及妇科等。作用时间长，且可在创口形成一层保护膜，对创口具有保护作用。一些膜剂，尤其是鼻腔、皮肤用药膜亦可起到全身作用。

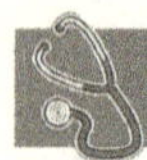

2. 半固体剂型

煎膏剂

煎膏剂是将药材加水煎煮，取煎煮液浓缩，加炼蜜或糖（或转化糖）制成的稠厚状半流体制剂。适用于慢性病或需要长期连续服药者，传统的膏滋即属于此类剂型。煎膏剂以滋补作用为主，兼具治疗作用。

软膏剂

软膏剂是将药材提取物或药材细粉与适宜基质混合制成的半固体外用制剂。常用基质分为油脂性、水溶性和乳剂。

凝胶剂

凝胶剂是将药材提取物与适宜的基质制成的，具有凝胶特性的半固体或稠厚液体制剂。按基质不同可分为水溶性凝胶和油性凝胶。适用于皮肤及体腔如鼻腔、阴道和直肠给药。

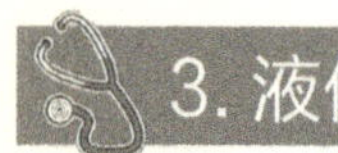

3. 液体制剂

合剂

合剂是将饮片用水或其他溶剂，采用适宜方法提取制成的口服液体制剂。合剂是在汤剂基础上改进的一种剂型，合剂比汤剂浓度高，服用剂量小，易吸收，且能较长时间贮存。

口服液

口服液是在合剂的基础上，加入矫味剂，按单剂量灌装、灭菌制成的液体制剂。口感较好，易于接受，近年来无糖型口服液逐渐增多。

酒剂

酒剂是将中药饮片或粗粒用蒸馏酒提取制成的澄清液体制剂。酒剂较易吸收，小儿、孕妇及对酒精过敏者不宜服用。

酊剂

酊剂是将原料药物用规定浓度的乙醇提取或溶解而制成的澄清液体制剂。有效成分含量高，使用剂量小，易于保存。小儿、孕妇及对酒精过敏者不宜服用。

糖浆剂

糖浆剂是含药材、药材提取物或芳香物质的浓蔗糖水溶液。因含有糖或芳香性矫味剂，可掩盖药物的苦味或其他不良气味，较适宜儿童使用，但糖尿病患者慎用。

注射剂

注射剂是将药材经提取、纯化后制成的供注入体内的溶液、乳状液及供临用前配制成溶液的粉末或浓溶液的无菌制剂。药效作用迅速，适用于不宜口服给药的药物，不宜口服的病人；可使药物发挥定位定向的局部作用，便于昏迷、急症、重症、不能吞咽或消化系统障碍患者使用。

4. 气体剂型

气体剂型主要为气雾剂。气雾剂是将药材提取物、药材细粉与适宜的抛射剂共同封装在具有特殊阀门装置的耐压容器中，使用时借助抛射剂的压力将内容物喷出呈雾状、泡沫状或其他形态的制剂。其中以泡沫形态喷出的可称泡沫剂。不含抛射剂，借助手动泵的压力或其他方法将内容物以雾状等形态喷出的制剂为喷雾剂。气雾剂可直达吸收或作用部位，具有速效和定位作用；药物不易被微生物污染，使用方便，剂量准确，同时避免了胃肠道给药的副作用。可用于呼吸道吸入、皮肤、黏膜或腔道给药。

以上各类剂型，有时也将西药与中药联合组方。由于含西药成分的中成药并不普遍，且西药成分易被忽略，在应用时当加以注意。

中成药的类别

中成药的种类很多，根据不同的需求，有功效、病症、方名、剂型等不同分类方法。从应用的角度讲，最便于把握的是按功效分类。根据功效，中成药可分为以下20类。

1. 解表剂

解表剂以麻黄、桂枝、荆芥、防风、桑叶、菊花、柴胡、薄荷、豆豉等药物为主组成，具有发汗、解肌、透疹等作用，主要用以治疗表证。解表剂分为辛温解表、辛凉解表和扶正解表三类。临床以恶寒发热、舌苔薄白或黄、脉浮等为辨证要点。适用于普通感冒、流行性感冒、上呼吸道感染、扁桃体炎、咽炎等病症。

辛温解表剂

适用于外感风寒表证。症见恶寒发热、头项强痛、肢体酸痛、口不渴、无汗或汗出而仍发热恶风寒、舌苔薄白、脉浮紧或浮缓等。常用药如感冒清热颗粒、九味羌活丸、小儿感冒退热糖浆、川芎茶调散（丸）等。

辛凉解表剂

适用于外感风热表证。症见发热、微恶风寒、头痛、口渴、咽痛，或咳嗽、舌尖红、苔薄白或兼微黄、脉浮数等。常用药如银翘解毒丸（颗粒、胶囊、片）、桑菊感冒片（颗粒）、感冒清热胶囊等。

扶正解表剂

适用于正气虚弱复感外邪而致的表证。症见反复感冒、低热汗出、倦怠、舌质淡有齿痕、苔薄、脉弱等。常用药如玉屏风颗粒（口服液）、参苏丸（胶囊）等。

注意事项：①服用解表剂后宜避风寒，或增衣被，或辅之以粥，以助汗出；②解表取汗，达到全身持续微汗为最佳。若汗出不彻底，则会导致病邪不能完全散出；若汗出的太多，则会导致伤耗气津；③若病痊愈，即可停止服用；④服用解表剂时忌食用生冷、油腻之品，要多喝水，注意休息；⑤对于麻疹已透、疮疡已溃或虚证水肿的患者，不宜使用解表剂。

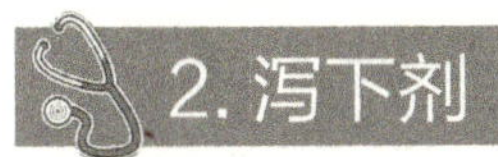

2. 泻下剂

泻下剂以大黄、芒硝、火麻仁、牵牛子、甘遂等药物为主组成，具有通导大便、排除积滞、荡涤实热或攻逐水饮、寒积等作用，主要用以治疗里实证。泻下剂分为寒下、温下、润下、逐水及攻补兼施五类。临床以大便秘结不通、少尿、无尿、胸水、腹水等为辨证要点。适用于便秘、肠梗阻、急性胰腺炎、急性胆囊炎、幽门梗阻、胸腔积液、腹水等见上述症状者。

寒下剂

适用于里热与积滞互结之实证。症见大便秘结、腹部有满或胀或痛的感觉，或者有潮热、苔黄、脉实等。常用药如青宁片（丸）、当归龙荟丸、大黄通便颗粒等。

温下剂

适用于因寒成结之里实证。症见大便秘结、脘腹胀满、腹痛喜温、手足较凉、脉沉紧等。常用药如苁蓉通便口服液、芪蓉润肠口服液等。

润下剂

适用于肠燥津亏、大便秘结证。症见大便干结、小便短赤、舌苔黄燥、脉滑实等。常用药如麻仁润肠丸（软胶囊）、便通片、麻仁滋脾丸等。

逐水剂

适用于水饮壅盛于里之实证。症见胸胁引痛或水肿腹胀、二便不利、脉实有力等。常用药如舟车丸。

攻补兼施剂

适用于里实正虚而大便秘结证。症见脘腹胀满、大便秘结并且兼有气血阴津不足表现。常用药如便通胶囊（片）。

注意事项：①泻下剂大都作用峻猛，易于耗损胃气，切勿过量使用；②老年身体虚弱，新产气血亏虚，病后津液损伤等，应攻补兼施，虚实兼顾。

3. 和解剂

和解剂以柴胡、黄芩、青蒿、白芍、半夏等药物为主组成，具有和解少阳、调和肝脾、调和肠胃等作用，主要用以治疗伤寒邪在少阳、胃肠不和、肝脾不和等证。和解剂分为和解少阳、调和肝脾、调和肠胃三类。临床以寒热往来、胸胁满闷、呕吐下利等为辨证要点。适用于疟疾、感冒、各类肝炎、胆囊炎、慢性肠炎、慢性胃炎、胃肠功能紊乱等见上述症状者。

和解少阳剂

适用于邪在少阳证。症见往来寒热、胸胁苦满、心烦喜呕、不欲饮食，以及口苦、咽干、目眩等。常用药如小柴胡颗粒（片）、大柴胡颗粒等。

调和肝脾剂

适用于肝脾不和证。症见脘腹胸胁胀痛、神疲食少、月经不调、腹痛泄泻、手足不温等。常用药如加味逍遥丸、四逆散、逍遥丸等。

调和肠胃剂

适用于肠胃不和证。症见心下痞满、恶心呕吐、脘腹胀痛、肠鸣下利等。常用药如半夏泻心汤、荆花胃康胶囊等。

注意事项：①和解剂以祛邪作用为主，纯虚患者不宜用；②临证使用要辨清表里、上下、气血以及寒热虚实的多少选用中成药，要遵从医嘱，忌私自用药。

4. 清热剂

清热剂以金银花、连翘、板蓝根、大青叶、黄芩、黄连、黄柏、栀子、丹皮、桑白皮、紫草等药物为主组成，具有清热泻火、凉血解毒及滋阴透热等作用，主要用以治疗里热证。清热剂分为清热泻火、清营凉血、清热解毒、清脏腑热、清虚热、气血两清等六类。临床以发热、舌红苔黄、脉数等为辨证要点。适用于各种感染性与非感染炎症性疾病如流感、流行性乙型脑炎、流行性脑脊髓膜炎、牙龈炎、急性扁桃体炎、流行性腮腺炎、各类肺炎、肝炎、胃肠炎、败血症、流行性出血热等见上述症状者。

清热泻火剂

适用于热在气分、热盛津伤证。症见身热不恶寒、反恶热、大汗、口渴饮冷、舌红苔黄、脉数有力等。常用药如三黄片、黄连上清丸（颗粒、片、胶囊）、牛黄清胃丸等。

清营凉血剂

适用于邪热传营，或热入血分证。症见身热夜甚、神烦少寐、时有谵语，或斑疹隐隐、发斑、出血、昏狂、舌绛、脉数等。常用药如石龙清血颗粒、五福化毒丸、新雪丸（颗粒、胶囊、片）。

清热解毒剂

适用于火热毒邪引起的各类病证。症见口舌生疮、咽喉肿痛、便秘溲赤或大热渴饮、谵语神昏、吐衄发斑、舌绛唇焦；或头面肿痛、痈疡疔疮、舌苔黄燥及外科的热毒痈疡等。常用药如西黄丸（胶囊）、双黄连合剂（颗粒、胶囊、片）、银黄颗粒（片）、板蓝根颗粒、牛黄解毒片、连翘败毒丸（膏、片）、如意金黄散等。

清脏腑热剂

适用于火热邪毒引起的脏腑火热证。心经热盛症见心烦、口舌生疮或小便涩痛、舌红脉数；肝胆火旺症见头痛、目赤、胁痛、口苦、舌红苔黄、脉弦数有力；肺热症见咳嗽气喘、发热、舌红苔黄、脉细数；热蕴脾胃症见牙龈肿痛、溃烂、口臭、便秘、舌红苔黄、脉滑数；湿热蕴结肠腑可见腹痛腹泻、脓血便、里急后重、舌苔黄腻、脉弦数。常用药如牛黄清心丸、龙胆泻肝丸、护肝片（颗粒、胶囊）、茵栀黄颗粒（口服液）等。

清虚热剂

适用于阴虚内热证。症见夜热早凉、舌红少苔，或骨蒸潮热，或久热不退之虚热证。常用药如知柏地黄丸。

气血两清剂

适用于疫毒或热毒所致的气血两燔证。症见大热烦渴、吐衄、发斑、神昏谵语等。常用药如清瘟解毒丸（片）。

注意事项：①中病即止，不宜久服；②注意辨别热证的部位；③辨别热证真假、虚实；④对于平素阳气不足，脾胃虚弱者，可配伍醒脾和胃之品；⑤如服药呕吐者，可采用凉药热服法。

5. 祛暑剂

祛暑剂以藿香、佩兰、香薷、鲜银花、鲜扁豆花、鲜荷叶、西瓜翠衣等药物为主组成，具有祛除暑邪的作用，主要用以治疗暑病。祛暑剂分为祛暑清热、祛暑解表、祛暑利湿和清暑益气四类。临床以身热、面赤、心烦、小便短赤、舌红脉数或洪大为辨证要点。适用于胃肠型感冒、急性胃肠炎、小儿腹泻等见上述症状者。

祛暑清热剂

适用于夏月感受暑热证。症见身热心烦、汗多口渴等。常用药如甘露消毒丸。

祛暑解表剂

适用于暑气内伏，兼外感风寒证。症见恶寒发热、无汗头痛、心烦口渴等。常用药如藿香正气水（丸、胶囊）、保济丸等。

祛暑利湿剂

适用于感冒挟湿证。症见身热烦渴、胸脘痞闷、小便不利等。常用药如十滴水。

清暑益气剂

适用于暑热伤气，津液受灼证。症见身热烦渴、倦怠少气、汗多脉虚等。常用药如清暑益气丸。

注意事项：①暑多挟湿，祛暑剂中多配伍祛湿之品，但不能过于温燥，以免伤耗气津；②忌生冷、油腻饮食。

6. 温里剂

温里剂以制附子、干姜、肉桂、吴茱萸、小茴香、高良姜等药物为主组成，具有温里助阳、散寒通脉等作用，主要用以治疗里寒证。温里剂分为温中祛寒、回阳救逆、温经散寒三类。临床以畏寒肢凉、喜温蜷卧、面色苍白、口淡不渴、小便清长、脉沉迟或缓为辨证要点。适用于慢性胃炎、胃及十二指肠溃疡、胃肠痉挛、末梢循环障碍、血栓闭塞性脉管炎、风湿性关节炎等见上述症状者。

温中祛寒剂

适用于中焦虚寒证。症见脘腹疼痛、呕恶下利、不思饮食、肢体倦怠、手足不温、口淡不渴、舌苔白滑、脉沉细或沉迟等。常用药如附子理中丸（片）、黄芪建中丸。

回阳救逆剂

适用于阳气衰微，阴寒内盛，甚至阴盛格阳或戴阳的危重病证。症见四肢厥逆、恶寒蜷卧、呕吐腹痛、下利清谷、精神委靡、脉沉细或沉微等。常用药如参附注射液。

温经散寒剂

适用于寒凝经脉证。症见手足厥寒，或肢体疼痛，或发阴疽等。常用药如小金丸、代温灸膏。

注意事项：①凡实热证、素体阴虚内热、失血伤阴者不宜用；②孕妇及气候炎热时慎用。

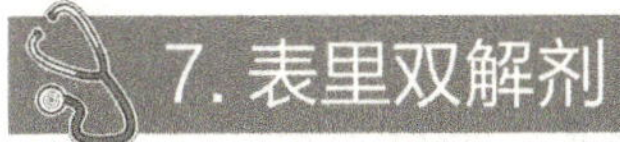

7. 表里双解剂

表里双解剂以解表药与治里药为主组成，具有表里双解作用，主要用以治疗表里同病。表里双解剂分为解表攻里、解表清里、解表温里三类。临床以表寒里热、表热里寒、表实里虚、表虚里实以及表里俱寒、表里俱热、表里俱虚、表里俱实等表现为辨证要点。适用于急性胰腺炎、急性胆囊炎、胆石症、胃及十二指肠溃疡、肥胖症、习惯性便秘、痔疮、痢疾、胃肠型感冒、急性肾炎等有表里同病表现者。

解表攻里剂

适用于外有表邪，里有实积者。既有表寒或表热的症状，又有里实表现。常用药如防风通圣丸（颗粒）。

解表清里剂

适用于表证未解，里热已炽者。既有表寒或表热的症状，又见里热表现。常用药如葛根芩连丸。

解表温里剂

适用于外有表证，里有寒象者。临床兼见表寒与里寒的症状。常用药如小青龙胶囊（合剂、颗粒、糖浆）、五积散。

注意事项：① 必须具备既有表证，又有里证者，方可应用；② 辨别表证与里证的寒、热、虚、实，然后针对病情选择适当的方剂；③ 分清表证与里证的轻重主次。

8. 补益剂

补益剂以人参、黄芪、黄精、玉竹、当归、熟地、女贞子、鹿茸、肉苁蓉等药物为主组成，具有补养人体气、血、阴、阳等作用，主要用以治疗各种虚证。补益剂分为补气、补血、气血双补、补阴、补阳、阴阳双补六类，临床以气、血、阴、阳虚损不足的诸症表现为辨证要点。适用于慢性心力衰竭、贫血、衰老、退行性病变、内分泌与代谢性疾病出现气血阴阳虚损表现者。

补气剂

适用于脾肺气虚证。症见肢体倦怠乏力、少气懒言、语声低微、动则气促、面色萎黄、食少便溏、舌淡苔白、脉弱或虚大，甚或虚热自汗，或脱肛、子宫脱垂等。

常用药如参苓白术散（丸、颗粒）、补中益气丸（颗粒）。

补血剂

适用于血虚证。症见面色无华、头晕、眼花、心悸失眠、唇甲色淡、妇女经水愆期、量少色淡、脉细数或细涩、舌质淡红、苔滑少津等。常用药如归脾丸（合剂）、当归补血丸。

气血双补剂

适用于气血两虚证。症见面色无华、头晕目眩、心悸气短、肢体倦怠、舌质淡、苔薄白、脉虚细等。常用药如八珍益母丸（胶囊）、乌鸡白凤丸（胶囊、片）、人参养荣丸。

补阴剂

适用于阴虚证。症见肢体羸瘦、头晕耳鸣、潮热颧红、五心烦热、口燥咽干、虚烦不眠、大便干燥、小便短黄，甚则骨蒸盗汗、呛咳无痰、梦遗滑精、腰酸背痛、脉沉细数、舌红少苔、少津等。常用药如六味地黄丸、杞菊地黄丸（胶囊、片）、生脉饮（颗粒、胶囊、注射液）、百合固金丸。

补阳剂

适用于阳虚证。症见腰膝酸痛、四肢不温、酸软无力、少腹拘急冷痛、小便不利，或小便频数、阳痿早泄、肢体羸瘦、消渴、脉沉细或尺脉沉伏等。常用药如金匮肾气丸（片）、四神丸（片）。

阴阳双补

适用于阴阳两虚证。症见头晕目眩、腰膝酸软、阳痿遗精、畏寒肢冷、午后潮热等。常用药如补肾益脑片。

注意事项：①辨治虚证，应辨别真假；②体质强壮者不宜补，邪气盛者慎用；③脾胃素虚宜先调理脾胃，或在补益方中佐以健脾和胃、理气消导的中成药；④服药时间以空腹或饭前为佳。

9. 安神剂

安神剂以磁石、龙齿、珍珠母、远志、酸枣仁、柏子仁等药物为主组成，具有安定神志作用，主要用以治疗各种神志不安病证。安神剂分为重镇安神和滋养安神两类。临床以失眠、心悸、烦躁、惊狂等为辨证要点。适用于失眠、神经官能症、甲状腺机能亢进症、高血压、心律失常等出现上述症状者。

重镇安神剂

适用于心阳偏亢证。症见烦乱、失眠、惊悸、怔忡等。常用药如磁朱丸、朱砂安神丸。

滋养安神剂

适用于阴血不足，心神失养证。症见虚烦少寐、心悸盗汗、梦遗健忘、舌红苔少等。常用药如天王补心丸（片）、养血安神丸、柏子养心丸（片）。

注意事项：①重镇安神类多由金石类药物组成，不宜久服，以免有碍脾胃运化；②素体脾胃不健，服用安神剂时可配合补脾和胃的中成药。

10. 开窍剂

开窍剂以麝香、冰片、石菖蒲等芳香药物为主组成，具有开窍醒神等作用，主要用以治疗神昏窍闭（神志障碍）、心痛彻背诸证。开窍剂分为凉开（清热开窍）和温开（芳香开窍）两类。临床以神志障碍、情志异常为辨证要点。适用于急性脑血管病、流行性乙型脑炎、流行性脑脊髓膜炎、尿毒症、肝昏迷、癫痫、冠心病心绞痛、心肌梗死等见上述症状者。

凉开（清热开窍）剂

适用于温邪热毒内陷心包的热闭证。症见高热、神昏谵语、甚或痉厥等。常用药如安宫牛黄丸、清开灵注射液（胶囊、片、颗粒）、安脑丸、局方至宝丸。

温开（芳香开窍）剂

适用于中风、中寒、痰厥等属于寒闭证。症见突然昏倒、牙关紧闭、神昏不语、苔白脉迟等。常用药如苏合香丸、十香返生丸。

注意事项：①神昏有闭与脱之分，闭证可用本类药物治疗，脱证不宜使用；②应与祛邪药同用；③孕妇慎用或忌用；④久服易伤元气，故临床多用于急救，中病即止。

11. 固涩剂

固涩剂以麻黄根、浮小麦、五味子、五倍子、肉豆蔻、桑螵蛸、金樱子、煅龙骨、煅牡蛎等药物为主组成，具有收敛固涩作用，主要用以治疗气、血、精、津耗散滑脱之证。固涩剂分为固表止汗、敛肺止咳、涩肠固脱、涩精止遗、固崩止带五类。

临床以自汗、盗汗、久咳、久泻、遗精、滑泄、小便失禁、崩漏、带下等为辨证要点。适用于肺结核病、自主神经功能失调、小儿遗尿、神经性尿频、神经衰弱、功能性子宫出血、产后出血过多、慢性咳嗽等见上述症状者。

固表止汗剂

适用于体虚卫外不固，阴液不能内守证。症见自汗、盗汗。常用药如玉屏风颗粒。

敛肺止咳剂

适用于久咳肺虚，气阴耗伤证。症见咳嗽、气喘、自汗、脉虚数等。常用药如固本咳喘片。

涩肠固脱剂

适用于泻痢日久不止，脾肾虚寒，以致大便滑脱不禁证。症见久泻久痢或五更泄泻、完谷不化、形寒肢冷、腰膝冷痛等。常用药如固肠止泻丸。

涩精止遗剂

适用于肾气不足，膀胱失约证或肾虚封藏失职，精关不固证。症见遗精滑泄或尿频遗精等。常用药如缩泉丸（胶囊）、金锁固精丸。

固崩止带剂

适用于妇女崩中漏下，或带下日久不止等证。症见月经过多、漏下不止或带下量多不止等。常用药如千金止带丸。

注意事项：固涩剂为正虚无邪者设，故凡外邪未去，不宜使用。误用固涩剂，可致“闭门留寇”之弊。

12. 理气剂

理气剂以枳实、陈皮、厚朴、沉香、乌药等药物为主组成，具有行气或降气作用，主要用以治疗气滞或气逆病证。理气剂分为行气剂和降气剂。临床以脘腹胀痛、嗳气吞酸、恶心呕吐、大便不畅、胸胁胀痛、游走不定、情绪抑郁、月经不调或喘咳为辨证要点。适用于抑郁症、更年期综合征、肠胃功能紊乱、慢性肝炎、慢性结肠炎、慢性胃炎、慢性胆囊炎等见上述症状者。

行气剂

适用于气机郁滞证。行气剂可分为理气疏肝、疏肝散结、理气和中、理气止痛等。气滞证可见脘腹胀满、嗳气吞酸、呕恶食少、大便失常或胸胁胀痛，或疝气痛，或月经不调，或痛经。常用药如丹栀逍遥丸、逍遥丸（颗粒）、胃苏颗粒、元胡止痛片（颗粒、胶囊、滴丸）、三九胃泰颗粒、气滞胃痛颗粒（片）、妇科十味片。

降气剂

适用于气机上逆之证。症见咳喘、呕吐、嗳气、呃逆等。常用药如苏子降气丸。

注意事项：①理气药物大多辛温香燥，易于耗气伤津，助热生火，当中病即止，慎勿过剂；②年老体弱、阴虚火旺、孕妇或素有崩漏吐衄者应慎用。

13. 理血剂

理血剂以桃仁、红花、川芎、赤芍、三棱、莪术、乳香、没药、三七、水蛭、虻虫、苏木、大小蓟、花蕊石、血余炭、藕节等药物为主组成，具有活血祛瘀或止血作用，主要用以治疗各类瘀血或出血病证。理血剂分为活血祛瘀与止血两类。临床以刺痛有定处、舌紫暗、瘀斑瘀点、痛经、闭经、病理性肿块，及各种出血病症（吐血、衄血、咳血、尿血、便血、崩漏及外伤）为辨证要点。适用于各类骨折、软组织损伤、疼痛、缺血性疾病（冠心病、缺血性脑血管病）、血管性疾病、血液病、风湿病、肿瘤等有瘀血表现及各类出血性疾病如外伤出血、月经过多、血小板减少性紫癜等见上述表现者。

活血剂

活血剂又可分为活血化瘀、益气活血、温经活血、养血活血、凉血散瘀、化瘀消癥、散瘀止血、接筋续骨等。适用于各种蓄血及瘀血阻滞跌打损伤病证。症见刺痛有定处、舌紫暗、舌上有青紫斑或紫点、腹中或其他部位有肿块、疼痛拒按、按之坚硬、固定不移等。常用药如丹参注射液、麝香保心丸、复方丹参片（胶囊、颗粒、滴丸）、血府逐瘀丸（胶囊）、冠心苏合丸（胶囊、软胶囊）、速效救心丸、地奥心血康胶囊、通心络胶囊、益母草膏（颗粒、片、胶囊）、接骨七厘散、伤科接骨片、云南白药（胶囊、膏、酊、气雾剂）、活血止痛散（胶囊）、舒筋活血丸（片）、颈舒颗粒、狗皮膏。

止血剂

适用于血溢脉外的出血证。症见吐血、衄血、咳血、便血、尿血、崩漏等。常用药如槐角丸、三七胶囊（片）。

注意事项：①妇女经期、月经过多及孕妇均当慎用或禁用活血祛瘀剂；②逐瘀过猛或久用逐瘀，均易耗血伤正，只能暂用，不能久服，中病即止。

14. 治风剂

治风剂以川芎、防风、羌活、荆芥、白芷及羚羊角、钩藤、石决明、天麻、鳖甲、龟板、牡蛎等药物为主组成，具有疏散外风或平熄内风等作用，主要用于治疗风病。治风剂分为疏散外风和平熄内风两类。临床以头痛、口眼㖞斜、肢体痉挛、眩晕头痛、猝然昏倒、半身不遂或高热、抽搐、痉厥等为辨证要点。适用于偏头痛、面神经麻痹、破伤风、急性脑血管病、高血压脑病、妊娠高血压、癫痫发作、震颤麻痹、小儿高热惊厥、流行性乙型脑炎、流行性脑脊髓膜炎等见上述症状者。

疏散外风剂

适用于外风所致病证。症见头痛、恶风、肌肤瘙痒、肢体麻木、筋骨挛痛、关节屈伸不利，或口眼㖞斜，甚则角弓反张等。常用药如川芎茶调丸（散、颗粒、片）、疏风活络丸。

平熄内风剂

适用于内风证。症见眩晕、震颤、四肢抽搐、语言謇涩、足废不用、甚或猝然昏倒、不省人事、口角歪斜、半身不遂等。常用药如天麻钩藤颗粒、松龄血脉康胶囊、华佗再造丸。

注意事项：①应注意区别内风与外风；②疏散外风剂多辛香走窜，易伤阴液，助阳热，故阴津不足或阴虚阳亢者应慎用。

15. 治燥剂

治燥剂以桑叶、杏仁、沙参、麦冬、生地、熟地、玄参等药物为主组成，具有轻宣外燥或滋阴润燥等作用，主要用于治疗燥证。治燥剂分为轻宣外燥剂与滋阴润燥剂。临床以干咳少痰、口渴、鼻燥、消渴、便秘、舌红为辨证要点。适用于临床可用于治疗上呼吸道感染、慢性支气管炎、肺气肿、百日咳、肺炎、支气管扩张、肺癌、习惯性便秘、糖尿病、干燥综合征、肺结核、慢性萎缩性胃炎等见上述症状者。

轻宣外燥剂

适用于外感凉燥或温燥证。凉燥证症见头痛恶寒、咳嗽痰稀、鼻塞咽干、舌苔薄白；温燥证症见头痛身热、干咳少痰、或气逆而喘、口渴鼻燥、舌边尖红、苔薄白而燥。常用药如杏苏止咳糖浆（颗粒）。

滋阴润燥剂

适用于脏腑津伤液耗的内燥证。燥在上者，症见干咳、少痰、咽燥、咯血；燥在中者，症见肌肉消瘦、干呕食少；燥在下者，症见消渴或津枯便秘等。常用药如养阴清肺口服液（膏、丸、糖浆）、蜜炼川贝枇杷膏。

注意事项：①首先应分清外燥和内燥，外燥又须分清温燥与凉燥；②甘凉滋润药物易助湿滞气，脾虚便溏或素体湿盛者忌用。

16. 祛湿剂

祛湿剂以羌活、独活、秦艽、防风、防己、桑枝及茯苓、泽泻、猪苓等药物为主组成，具有化湿利水、通淋泄浊作用，主要用于治疗水湿病证。祛湿剂分为化湿和胃、清热祛湿、利水渗湿、温化水湿、祛湿化浊、祛风胜湿剂六类。临床以肢体麻木、关节疼痛、关节肿胀、腰膝疼痛、屈伸不利及小便不利、无尿、水肿、腹泻等为辨证要点。适用于各类风湿病、各类骨关节炎、骨质增生及急性肾炎、慢性肾炎、肝硬化腹水、泌尿系感染、前列腺炎、前列腺增生、产后小便困难等见上述症状者。

化湿和胃剂

化湿和胃剂又称燥湿和中。适用于湿浊内阻，脾胃失和证。症见脘腹痞满、嗳气吞酸、呕吐泄泻、食少体倦等。常用药如香砂平胃散（颗粒、丸）、枳术丸。

清热祛湿剂

适用于湿热外感，或湿热内盛，以及湿热下注证。症见身目发黄、小便短赤，或霍乱吐泻、下利脓血便或大便臭秽、小便混浊，或关节红肿酸痛等。常用药如消炎利胆片（颗粒、胶囊）、妇科千金片、八正颗粒。

利水渗湿剂

适用于水湿壅盛证。症见小便不利、水肿、腹水、泄泻等。常用药如五苓散（胶囊、片）。

温化水湿剂

适用于阳虚不能化水和湿从寒化证。症见痰饮、水肿、小便不利、泻痢不止、形寒肢冷等。常用药如萆薢分清丸、肾炎康复片。

祛湿化浊剂

适用于湿浊不化所致的白浊、妇女带下等证。症见小便混浊、淋漓涩痛，或带下色白、质稠、状如凝乳或豆腐渣状，气味酸臭、舌苔厚腻、脉滑等。常用药如血脂康胶囊、白带丸。

祛风胜湿剂

适用于风湿痹阻经络证。症见肢体、肌肉、关节疼痛、酸楚、麻木、沉重以及关节肿大、变形、屈伸不利等。常用药如独活寄生丸。

注意事项：祛湿剂多由芳香温燥或甘淡渗利之药组成，多辛燥，易于耗伤阴津，对素体阴虚津亏，病后体弱，以及孕妇等均应慎用。

17. 祛痰剂

祛痰剂以半夏、贝母、南星、瓜蒌、竹茹、前胡、桔梗、海藻、昆布等药物为主组成，具有消除痰涎作用，主要用以治疗各种痰病。祛痰剂分为燥湿化痰、清热化痰、润燥化痰、温化寒痰和化痰熄风等五类。临床以咳嗽、喘促、头疼、眩晕、呕吐等为辨证要点。适用于慢性支气管炎、肺气肿、支气管哮喘、神经性呕吐、神经官能症、消化性溃疡、更年期综合征、癫痫、中风、冠心病、肺炎、高血压病、眩晕等见上述症状者。

燥湿化痰剂

适用于湿痰证。症见咳吐大量稠痰、痰滑易咳、胸脘痞闷、恶心呕吐、眩晕、肢体困重、食少口腻、舌苔白腻或白滑、脉缓或滑等。常用药如二陈丸、祛痰止咳颗粒等。

清热化痰剂

适用于痰热证。症见咳吐黄痰、咯吐不利、舌红苔黄腻、脉滑数。常用药如祛痰灵口服液、止咳橘红丸（颗粒、胶囊、片）、黄氏响声丸等。

润燥化痰剂

适用于燥痰证。症见咳嗽甚或呛咳、咯痰不爽，或痰黏成块，或痰中带血、胸闷胸痛、口鼻干燥、舌干少津、苔干、脉涩等。常用药如养阴清肺丸（膏、糖浆）、蜜炼川贝枇杷膏等。

温化寒痰

适用于寒痰证。症见咳吐白痰、胸闷脘痞、气喘哮鸣、畏寒肢冷、舌苔白腻、脉弦滑或弦紧。常用药如通宣理肺丸（颗粒、胶囊、片）。

化痰熄风

适用于内风挟痰证。症见眩晕头痛，或发癫痫，甚则昏厥、不省人事、舌苔白腻、脉弦滑等。常用药如半夏天麻丸。

注意事项：①辨别痰病的性质，分清寒热燥湿；②有咳血倾向者，不宜使用燥热之剂，以免引起大量出血；③表邪未解或痰多者，慎用滋润之品，以防壅滞留邪，病久不愈；④辨明生痰之源，重视循因治本。

18. 止咳平喘剂

止咳平喘剂以杏仁、苏子、枇杷叶、紫菀、百部、款冬花、桑白皮、葶苈子等药物为主组成，具有止咳平喘等作用，主要用以治疗各种痰、咳、喘证。临床以咳嗽、咯痰、哮喘、胸闷、憋气等为辨证要点。根据配伍不同又可分为清肺止咳、温肺止咳、补肺止咳、化痰止咳、温肺平喘、清肺平喘、补肺平喘、纳气平喘等。适用于急性支气管炎、支气管哮喘、慢性阻塞性肺病、肺源性心脏病、胸膜炎、肺炎、小儿喘息性支气管炎、上呼吸道感染等见上述症状者。常用药如蛤蚧定喘丸、固本咳喘片。

注意事项：外感咳嗽初起，不宜单用收涩止咳剂，以防留邪。

19. 消导化积剂

消导化积剂以山楂、神曲、谷麦芽、鸡内金、莱菔子等药物为主组成，具有消食健脾或化积导滞作用，主要用以治疗食积停滞证。消导化积剂分为消食化积剂和健脾消食剂两类。临床以脘腹胀闷、嗳腐吞酸、厌食呕恶、腹胀、腹痛或泄泻、舌苔腻等为辨证要点。适用于消化不良、小儿厌食症、胃肠炎、胆囊炎、细菌性痢疾等见上述症状者。

消食化积剂

适用于食积内停之证。症见胸脘痞闷、嗳腐吞酸、恶食呕逆、腹痛泄泻等。常用药如保和丸（颗粒、片）、枳实导滞丸。

健脾消食剂

适用于脾胃虚弱，食积内停之证。症见脘腹痞满、不思饮食、面黄体瘦、倦怠乏力、大便溏薄等。常用药如健脾丸、健儿消食口服液。

注意事项：①使用人参类补益药时，不宜配伍使用含莱菔子的中成药；②食积内停，易使气机阻滞，气机阻滞又可导致积滞不化，宜配伍具有理气作用的药物，使气行而积消；③消导剂虽较泻下剂缓和，但总属攻伐之剂，不宜久服，纯虚无实者禁用。

20. 杀虫剂

杀虫剂以苦楝根皮、雷丸、槟榔、使君子、南瓜子等药物为主组成，具有驱虫或杀虫作用，主要用以治疗人体消化道寄生虫病。临床以脐腹作痛、时发时止、痛定能食、面色萎黄，或面白唇红，或面生干癣样的白色虫斑，或胃中嘈杂、呕吐清水、舌苔剥落、脉象乍大乍小等为主要表现。适用于驱杀寄生在人体消化道内的蛔虫、蛲虫、绦虫、钩虫等。常用药如乌梅丸。

注意事项：①宜空腹服，尤以临睡前服用为妥，忌油腻香甜食物；②有时需要适当配伍泻下药物，以助虫体排出；③驱虫药多有攻伐作用或有毒之品，故要注意掌握剂量，且不宜连续服用，以免中毒或伤正；④年老、体弱、孕妇等慎用或禁用；⑤服驱虫剂之后见脾胃虚弱者，适当调补脾胃以善其后。

需要说明的是，尽管中成药可以按功效进行分类，但在具体应用时不应拘泥，应根据中医理论及病情灵活运用。

中成药的应用

“安全、有效、经济、适当”，是合理应用中成药的基本要求。合理应用中成药，既要掌握一般原则，又要熟悉不同药物的性能特点，还要注意使用方法。

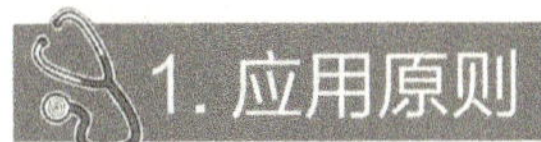

1. 应用原则

必须辨证用药

中成药是在中医理论指导下加工制作而成的，必须在中医理论指导下应用。使用者应依据中医理论，辨认、分析疾病的证候，针对证候确定具体的治则治法，然后依据治则治法，选用适宜的中成药。无论针对中医疾病还是西医疾病，均应加以中医辨证，根据辨证选用相应的中成药。或将中医辨病与辨证相结合，或将西医辨病与中医辨证相结合，但不能仅根据西医诊断选用中成药。

选择适宜剂型

应根据患者的病证、体质特点、病情轻重缓急及各种剂型的特点，选择适宜的剂型。

确定恰当剂量

凡有明确使用剂量规定的中成药，应慎重超剂量使用。凡有使用剂量范围的中成药，应先取偏小值。老年人、儿童应酌情减量。

优选给药途径

能口服给药的，不采用注射给药；能肌肉注射给药的，不选用静脉注射或滴注给药。

2. 相关因素

中成药的历史悠久，应用广泛，大量研究和临床实践表明，在合理使用的情况下，中成药的安全性是较高的。为了提高中成药疗效，避免产生不良反应，在使用过程中应充分了解影响中成药疗效的各种因素。

药物因素

- **药材质量：** 药物的品种、产地、采收时节等都可能会影响药材的质量，从而影响中成药临床使用的疗效。因此，制作中成药应尽可能选用道地药材。道地药材是指在特定自然条件、生态环境的地域内所产的药材，因药材的生产较为集中，栽培技术、采收和加工方法也都有一定的讲究，以致较同种药材在其他地区所产的药材品质佳、疗效好。如甘肃的当归，宁夏的枸杞子，四川的黄连、附子，内蒙古的甘草，吉林的人参，山西的黄芪、党参，河南怀庆的牛膝、地黄、山药、菊花，江苏的苍术，云南的茯苓、三七等。

加工炮制：中药炮制的辅料、方法、时间等都会影响炮制后中药的疗效，从而影响中成药临床使用的疗效。

制备工艺：中成药的制备工艺如浸提、分离、精制、浓缩、干燥、除菌等都会影响中药中有效成分的提取，进一步影响中成药的临床疗效。

药用辅料：优质的辅料不仅有助于制剂操作及成品外观质量，更有利于药剂中有效成分在体内吸收、分布和消除的动态过程，从而提高临床疗效。反之，则可能影响药物的临床疗效。

剂型：中成药的剂型不同，对药物的吸收、分布和释放都会有很大的影响。

使用因素

辨证施治：辨病辨证结合用药既可发挥病症结合、优势互补的作用，突出中医药治病特点，又能使药效得到完全发挥。

剂量及疗程：中药治病贵在适中，过多过少都不可取，少则不能发挥药物的功效，多则增加了药物的毒副作用。且临床应用过程中中成药的用量还要根据患者的年龄、体质、病程、发病时节等综合考虑。

饮食：在服用中成药时，须忌食某些食物，一般中成药在服药期间往往要忌食生冷、油腻、腥臭及难消化的食物。另外还有一些中成药有特殊的要求，如服用含人参的中成药不宜吃萝卜，脾胃功能差的人忌食一些膏滋类的中成药。

给药方式：给药途径、给药时间及给药速度都会影响中成药的临床疗效。不同的给药途径吸收速度一般如下：静脉＞吸入＞皮下＞直肠或口腔＞口服＞皮肤。常用口服剂型的吸收速度一般为溶液剂＞混悬剂＞胶囊剂＞片剂＞丸剂＞包衣片剂。不同类型的中成药的服用时间也应不同，大多数药物宜在饭后服用，尤其是补益药（如人参），健胃药（如补脾益肠丸）和对胃肠刺激性较大的药物（如甘露消毒片）；而驱虫药（如乌梅丸）和泻下药（如大承气汤），则于空腹时服用较好；安神类药物应在睡前服用。不管是在饭前或饭后服药，都应与饮食有半小时至一小时的间隔，以免影响药效。由于患者年龄、体质的不同，输液速度直接影响患者的反应。

患者的依从性：依从性即患者的行为（如使用药物、控制饮食、调整生活习惯及复诊）与治疗或健康建议的一致性。若患者的依从性较强则会提高药物的疗效，反之则降低药物的疗效。

机体因素

性别：一般女性对药物的敏感性大于男性，故女性用量宜小；另外女性有月经、妊娠、哺乳等生理过程，对许多药物的反应与一般情况不同，尤其是妊娠期间，某些药物具有损伤胎儿的危害，因此更应慎重。

年龄：儿童因发育尚未完善，故对药物的敏感程度较高，老年人因各种生理功能的衰退，对药物的耐受性弱，故老人和儿童用药应适当减量。

体质：有的患者身体属于特殊性体质，对药物的反应与常人不同，服药时更易产生不良反应，出现的毒性与药物的药理作用和用药剂量无关，完全由患者本身体质所致，如过敏体质人群。

生理病理和营养状况：药物的反应性与患者体质强弱、病情轻重、病程长短及并发病症等密切相关，尤其是肝肾损伤时，可影响药物在肝内代谢和经肾排泄而产生药物不良反应，甚至引起中毒。且人在饥饿、疲劳、体弱的情况下，对毒性药物的敏感度增高。

3. 联合应用

为了提高中成药的疗效，常常采取联合用药的方式，既可中药之间联合应用，也可中西药物联合应用。

中成药的联合使用

当病情复杂，一种中成药不能满足病情需要时，可以联合中药汤剂或多种中成药联合运用。应用时要注意以下原则：① 多种中成药的联合应用，应遵循药效互补原则及增效减毒原则。功能相同或基本相同的中成药原则上不宜叠加使用；② 药性峻烈的或含毒性成分的药物应避免重复使用；③ 合并用药时，应避免不同中成药间的药物配伍禁忌（如十八反、十九畏）、避免药物重复后过量。

需要特别注意的是，中药注射剂联合使用应谨慎，并应遵循以下原则：① 两种以上中药注射剂联合使用，应遵循主治功效互补及增效减毒原则，符合中医传统配伍理论的要求，无配伍禁忌；② 应谨慎考虑中药注射剂的间隔时间以及药物相互作用等问题；③ 需同时使用两种或两种以上中药注射剂，严禁混合配伍，应分开使用。除有特殊说明，中药注射剂不宜两个或两个以上品种同时共用一条通道。

中成药与西药的联合使用

针对具体疾病制定用药方案时，应分别根据中西药物的使用目的确定给药剂量、给药时间、给药途径。在应用时要注意：① 中成药与西药如无明确禁忌，可以联合应用，给药途径相同的，应分开使用；② 应避免副作用相似的中西药联合使用，也应避免有不良相互作用的中西药联合使用。

中西药注射剂联合使用时，还应遵循以下原则：① 谨慎联合使用。如果中西药注射剂确需联合用药，应根据中西医诊断和各自的用药原则选药，充分考虑药物之间的相互作用，尽可能减少联用药物的种数和剂量，根据临床情况及时调整用药；② 中西注射剂联用，尽可能选择不同的给药途径（如脊椎腔注射、穴位注射、静脉注射）。必须同一途径用药时，应将中西药分开使用，谨慎考虑两种注射剂的使用间隔时间以及药物相互作用，严禁混合配伍。

4. 服用方法

中成药组方与剂型相对固定，临证时不便根据病情加减变化，从应用的角度讲，受到一定限制。因此，历代医家在长期应用过程中，非常注重“引药”的使用。如《太平惠民和剂局方》所载的 788 种中成药，几乎都有引药与服用方法的记述。

引药，也称药引、引子药，是中成药在应用时的辅助物品，通常用来送服药物。恰当地使用引药，能够起到引药物直达病所、照顾兼症、扩大治疗范围、调和药性、降低不良反应等作用。

引药取材广泛，除了常用药以外，一些药食两用之品，尤其是日常生活中的食品多可作引药使用，如酒、盐、糖、姜、葱、米汁、蜂蜜、荷叶等。这些物品方便易得，简便实用，选用恰当，可收画龙点睛之效。

使用引药，既要按照中医理论把握一般原则，又应根据病性、病情灵活变化。通常情况下，服用外感类中成药，多以薄荷、生姜、葱白等为引，以助解表散邪；服用除痹、祛瘀类中成药，多以酒为引，取其通达之性以行药势；服用理血止痛类中成药，多以醋为引以助药效；服用补益类中成药，可根据不同脏腑特点选择引药，如补益脾胃可选米汤，补肾可选淡盐水等。

以下，再简要介绍几味常用引药。

米汤：米汤味甘性平，能保护胃气、健脾补中。常用于送服补气、健脾、养胃、止渴及滋补类中成药，如香连丸、八珍丸、香砂养胃丸、人参养荣丸、十全大补丸等。米汤以小米为上，大米次之。

大枣汤：大枣味甘性平，能补中益气、养血安神、缓和药性。常用于送服补益中气、健脾、安神类中成药，如补中益气丸、归脾丸等。

生姜汤：生姜味辛性温，能散风寒、暖肠胃、止呕吐。常用于送服祛风寒、健脾和胃类中成药，如通宣理肺丸、藿香正气丸、附子理中丸等。

葱白汤：葱白味辛性热，能发汗解表、散寒通阳。常用于送服解表散寒、温经通阳类中成药，如感冒冲剂、九味羌活丸、荆防败毒散等。

白酒：白酒味甘辛性热，能通经活血、驱风散寒。常用于送服活血散寒、通经祛瘀类中成药，如活络丹、再造丸、七厘散、乌鸡白凤丸等。

黄酒：黄酒味甘性温，能通经络、散风寒、行药势。常用于送服活血通经、化瘀散寒类中成药，如活络丹、追风丸、木瓜丸、云南白药等。

红糖：红糖味甘性温，能补血、散寒、祛瘀。常用于送服养血、祛瘀、散寒类中成药，如血府逐瘀丸、香连丸、十全大补丸、益母草膏等。

蜂蜜：蜂蜜味甘性平，能补中缓急、润肺止咳、润肠通便。常用于送服养阴润燥类中成药，如蛤蚧定喘丸、百合固金丸、麻仁丸、润肠丸等。

盐汤：盐味咸性寒，能强筋骨、软坚结、引药入肾。常用于送服滋肾补虚类中成药，如六味地黄丸、七宝美髯丹、大补阴丸、金锁固精丸等。

食醋：食醋味酸性微温，能散瘀止痛、解毒杀虫。常用于送服祛瘀、止痛、杀虫类中成药，如逍遥丸、桂枝茯苓丸、乌梅丸等。

可用于引药的还有很多，从历代医著中可以发现，前人在应用引药方面，给我们留下了很宝贵经验，值得我们学习和借鉴。

此外，在服用中成药时，还应注意服用时间。如补阳药适合清晨服用，发散解表及升阳益气药宜午前服用，泻下药适宜于午后或入夜服用，安神药宜睡前服用。

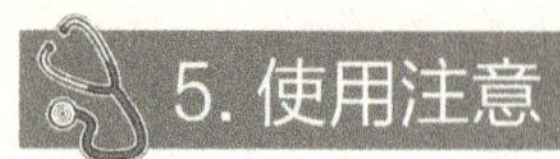

5. 使用注意

避免不良反应

合理使用中成药包括正确的辨证选药、选择剂型、给药途径、用法用量、使用疗程、禁忌证、合并用药等多个方面，其中任何环节有问题都可能引发药物不良事件。因此，保证用药安全是中成药应用前提。

药物的两重性是药物作用的基本规律之一，中成药也不例外，中成药既能起到防病治病的作用，也可引起不良反应。

中成药使用中出现不良反应的主要原因有：①方药证候不符，如辨证不当、适应证把握不准确；②中药自身所含的毒性成分引起的不良反应；③中药炮制或制备工艺不当引起的毒性反应；④特异性体质对某些药物的不耐受、过敏等；⑤超剂量或超疗程用药，特别是含有毒性中药材的中成药，如朱砂、雄黄、蟾酥、附子、川乌、草乌、北豆根等，过量服用即可引起中毒甚至死亡；⑥不适当的中药或中西药的联合应用。

中成药使用中出现的不良反应有多种类型，临床可见以消化系统症状（恶心、呕吐、口苦、腹痛腹泻等）、皮肤黏膜系统症状（皮疹、瘙痒或皮肤潮红等）、泌尿系统症状（尿少、尿频、蛋白尿等）、神经系统症状（头晕、头痛、烦躁或睡眠不安等）、心血管系统症状（心悸、胸闷、血压下降或升高、心率加快或减慢等）、呼吸系统症状（咳嗽、呼吸困难、胸闷或哮喘等）、血液系统症状（白细胞下降、粒细胞减少或出血等）、精神症状或过敏性休克等为主要表现的不良反应，可表现为其中一种或几种症状。

临床上预防中成药不良反应，要注意以下几个方面：①辨证用药，采用合理的剂量和疗程。尤其是对特殊人群，如婴幼儿、老年人、孕妇以及原有脏器损害功能不全的患者，更应注意用药方案；②加强用药观察及中药不良反应的监测，完善中药不良反应的报告制度；③注意药物过敏史。对有药物过敏史的患者应密切观察其服药后的反应，如有过敏反应，应及时处理，以防止发生严重后果；④注意药物间的相互作用，中、西药并用时尤其要注意避免因药物之间相互作用而可能引起的不良反应；⑤需长期服药的患者要加强安全性指标的监测；⑥使用中药注射剂还应做到：用药前应仔细询问过敏史，对过敏体质者应慎用；严格按照药品说明书规定的功能主治使用，辨证施药，禁止超功能主治用药；中药注射剂应按照药品说明书推荐的剂量、调配要求、给药速度和疗程使用药品，不超剂量、过快滴注和长期连续用药；中药注射剂应单独使用，严禁混合配伍，谨慎联合用药。对长期使用的中药，在每疗程间要有一定的时间间隔；加强用药监护。用药过程中应密切观察用药反应，发现异常，立即停药，必要时采取积极救治措施；尤其对老人、儿童、肝肾功能异常等特殊人群和初次使用中药注射剂的患者应慎重使用，加强监测。

孕妇使用中成药的注意事项

- 妊娠期妇女必须用药时，应选择对胎儿无损害的中成药。
- 妊娠期妇女使用中成药，尽量采取口服途径给药，应慎重使用中药注射剂；应尽量缩短妊娠期妇女用药疗程，及时减量或停药。
- 可能导致妊娠期妇女流产或对胎儿有致畸作用的中成药，为妊娠禁忌。此类药物多为含有毒性较强或药性猛烈的药物组份，如砒霜、雄黄、轻粉、斑蝥、蟾酥、麝香、马钱子、乌头、附子、土鳖虫、水蛭、虻虫、三棱、莪术、商陆、甘遂、大戟、芫花、牵牛子、巴豆等。
- 可能会导致妊娠期妇女流产等副作用，属于妊娠慎用药物。这类药物多数含有通经祛瘀类的桃仁、红花、牛膝、蒲黄、五灵脂、穿山甲、王不留行、凌霄花、虎杖、卷柏、三七等，行气破滞类的枳实、大黄、芒硝、番泻叶、郁李仁等，辛热燥烈类的干姜、肉桂等，滑利通窍类的冬葵子、瞿麦、木通、漏芦等。

儿童使用中成药的注意事项

- 儿童使用中成药应注意生理特殊性，根据不同年龄阶段儿童生理特点，选择恰当的药物和用药方法，儿童中成药用药剂量，必须兼顾有效性和安全性。
- 宜优先选用儿童专用中成药，儿童专用中成药一般情况下说明书都列有与儿童年龄或体重相应的用药剂量，应根据推荐剂量选择相应药量。
- 非儿童专用中成药应结合具体病情，在保证有效性和安全性的前提下，根据儿童年龄与体重选择相应药量。一般情况 3 岁以内服 1/4 成人量，3 ~ 5 岁的可服 1/3 成人量，5 ~ 10 岁的可服 1/2 成人量，10 岁以上与成人量相差不大即可。
- 含有较大毒副作用成分的中成药，或者含有对小儿有特殊毒副作用成分的中成药，应充分衡量其风险和（或）收益，除没有其他治疗药物或方法而必须使用外，其他情况下不应使用。
- 儿童患者使用中成药的种类不宜多，应尽量采取口服或外用途径给药，慎重使用中药注射剂。

- 根据治疗效果，应尽量缩短儿童用药疗程，及时减量或停药。

老人使用中成药的注意事项

- 正确掌握用法用量，确保安全用药，对于一些含有毒性或药性猛烈的药物，勿剂量过大，药力过猛。

- 由于老年患者发生的不良反应高于普通成年人，而且其不良反应的表现又往往不典型，容易延误治疗，所以应高度重视中成药的不良反应。

- 由于老年患者疾病较为复杂，中成药与西药联合应用要适当，应密切注意各种药物间的相互影响，选用药品的种类宜少不宜多。

中成药的管理

中成药的生产与应用涉及原材料、加工、流通、储存等多个环节，了解管理方面的相关知识，对于保障用药安全、提高临床疗效、避免浪费等都有一定意义。

1. 生产许可

中成药的生产必须经过国家相关部门的批准，应获得“国药准字”批文。

“国药准字”是药品生产单位在生产新药前，经国家食品药品监督管理总局严格审批后，取得的药品生产批准文号，相当于人的身份证。其格式为：国药准字 +1 位字母 +8 位数字，其中化学药品使用的字母为“H”，中药使用的字母为“Z”等。只有获得此批准文号，药品才可以生产和销售。

“国药”的来历

由于历史原因，以前省级药品主管部门有权对药品进行审批，一些药品使用的是地方批准文号，如“京卫药准字”、“沪卫药准字”等。这些药品都是根据各省、直辖市的地方药品标准审批的，不利于国家对药品的统一管理。

为了保证临床用药安全，1999 年以后，国家将过去的地方药品标准提升为国家药品标准，对“X(省)卫药准字”的药品进行清理整顿，凡符合国家标准的药品核发“国药准字”的批准文号，对不符合国家标准的药品予以淘汰，同时将新药审批的权限划归为国家食品药品监督管理局。

相关法规

在现行《药品管理法》中规定，生产药品“需要经过国务院药品监督管理部门批准，并发给药品批准文号”。所以，现在如果我们在市场上发现“X 卫药准字”等非“国药准字”批准文号的药品，因为已经过了国家药监局规定的有效期，均可视为假药。百姓们在买药时，一定要仔细看好批准文号。无批准文号，或批准文号有问题的药品，不要购买，以免买到假药。

批文格式

药品批准文号格式为“国药准(试)字 + 字母 +8 位数字”。其中“药”代表是药品，这是最基本性质(与保健食品和医疗器械的区别)，“准”字代表国家批准生产的药品，

“试”代表国家批准试生产的药品。

字母包括H、Z、S、B、T、F、J，分别代表药品不同类别：

H代表化学药品

Z代表中成药

S代表生物制品

B代表保健药品

T代表体外化学诊断试剂

F代表药用辅料

J代表进口分包装药品

药店里常见的传统中成药，无论提取工艺如何，也无论有无毒副作用，都属“国药准字Z”或“国药准字B”，为具有治疗及保健作用的药品。无论是中药还是西药，如果临床证明没有毒副作用，皆可申请“国药准字B”的批号，由于西药一般具有明显的毒副作用，所以目前的“国药准字B”以中药为多。

8位数字的第1、2位代表原批准文号的来源，其中10代表原卫生部批准的药品；19、20代表国家药品监管部门批准的药品；11北京市，12天津市，13河北省，14山西省，15内蒙古自治区，21辽宁省，22吉林省，23黑龙江省，31上海市，32江苏省，33浙江省，34安徽省，35福建省，36江西省，37山东省，41河南省，42湖北省，43湖南省，44广东省，45广西壮族自治区，46海南省，50重庆市，51四川省，52贵州省，53云南省，54西藏自治区，61陕西省，62甘肃省，63青海省，64宁夏回族自治区，65新疆维吾尔族自治区。

第3、4位代表换发批准文号之年的公元年号的后两位数字，但来源于卫生部和国家药品监管部门的批准文号仍使用原文号年号的后两位数字。第5、6、7、8位为批准文号的顺序号。

2. 含毒性中药材的中成药临床应用管理

毒性中药材是指按已经公布的相关法规和法定药材标准中标注为“大毒(剧毒)”、“有毒”的药材。其中属于大毒的，是国务院《医疗用毒性药品管理办法》(1988年)颁布的28种毒性药材，包括砒石(红砒、白砒)、砒霜、水银、生马钱子、生川乌、生草乌、生白附子、生附子、生半夏、生南星、生巴豆、斑蝥、青娘虫、红娘虫、生甘遂、生狼毒、生藤黄、生千金子、生天仙子、闹羊花、雪上一枝蒿、红升丹、白降丹、蟾酥、洋金花、红粉、轻粉、雄黄。

含毒性中药材的中成药品种较多，分布于各科用药中，其中不乏临床常用品种。毒性中药材及其制剂具有较独特的疗效，但若使用不当，就会有致患者中毒的危险。且其中的毒性中药材的毒性范围广，涉及多个系统、器官，大部分毒性药材可一药引起多系统损伤，应引起重视。

另外，一些历代本草学著作中没有毒性记载的饮片及其制剂，近年来有研究报道其具有严重不良反应，比如，马兜铃、关木通、广防己、青木香、天仙藤等含马兜铃酸，处方中含有这些中药材的中成药，若长期服用，可能造成马兜铃酸的蓄积，导致肾间质纤维化，引起肾功能衰竭等不良反应。

因此，临床使用含毒性中药材的中成药时应注意：

辨证使用是防止中毒的关键

不同的病证选用不同的药物治疗，有的放矢，方能达到预期效果。另外，还应注意因人、因时、因地制宜，辨证施治，尤其对小儿、老人、孕妇、哺乳期妇女、体弱者，更应注意正确辨证使用中成药。

注意用量

含毒性中药材的中成药安全范围小，容易引起中毒，因而要严格控制剂量。既要注意每次用药剂量，还要注意用药时间，防止药物在体内蓄积中毒，同时还要注意个体差异，如孕妇、老人、儿童、体弱者要考虑机体特点。使用此类药，通常从小量开始，逐渐加量，而需长期用药的，必须注意有无蓄积性，可逐渐减量，或采取间歇给药，中病即止，防止蓄积中毒。

严格制度

建立健全保管、验收、调配、核对等制度，坚持从正规渠道购进药品。

3. 中成药不良反应的监测

在合理使用中成药的同时，应加强其不良反应的监测工作，逐步建立起完善的中成药不良反应监测体系，减少漏报率。一旦出现不良反应立即停药，并采取相应纠正措施。

特别加强中药注射剂、含毒性中药材中成药的不良反应监测，临床用药前应详细询问过敏史，重视个体差异，辨证施治。制定科学用药方案，避免中西药联合应用的不良反应，掌握含毒性药材中成药的用药规律。

建立中药严重不良反应快速反应、紧急处理预案，并建立严重病例报告追踪调查制度。对中药严重不良反应关联性进行分析评价时，必要时应追踪原始病案、药品生产厂家、批号及原料药的产地、采集、加工、炮制与制剂的工艺方法等。

对上市 5 年以内的药品和列为国家重点监测的药品，要报告该药品引起的所有可疑不良反应；对上市 5 年以上的药品主要报告该药品引起严重、罕见或新的不良反应。各省、自治区、直辖市药品监督管理部门和卫生行政部门是本地区实行药品不良反应报告制度的监管部门。国家对药品不良反应实行逐级、定期报告制度。严重或罕见的药品不良反应须随时报告，必要时可以越级报告。医疗预防保健机构发现严重、罕见或新的不良反应病例和在外单位使用药物发生不良反应后来本单位就诊的病例，应先经医护人员诊治和处理，并在 15 个工作日内向所在省、自治区、直辖市药品不良反应监测部门报告。

4. 处方药与非处方药

1999 年国家食品药品监督管理局颁布实施了《处方药与非处方药分类管理办法》（试行），共十五条。该办法规定根据药品品种、规格、适应证、剂量及给药途径不同，对药品按处方药与非处方药分别进行管理。

所谓处方药，必须凭执业医师或执业助理医师处方才可调配、购买和使用。非处方药，不需要凭执业医师或执业助理医师处方即可自行判断、购买和使用。非处方药根据药品安全性的不同，分为甲类非处方药和乙类非处方药。甲类非处方药必须在药店由执业药师或药师指导下购买和使用；乙类非处方药除可在药店出售外，还可经过当地地市级以上药品监督部门批准，在普通商业企业销售。

了解处方药与非处方药的相关规定和知识，有利于根据具体情况方便、合理地选择中成药。需要注意的是，无论是选用处方药还是非处方药，都应仔细辨认产品商标、标签、说明书等，尤其是自行购买中成药，应仔细阅读说明书，查验生产日期和失效期，慎重选用和服用中成药。

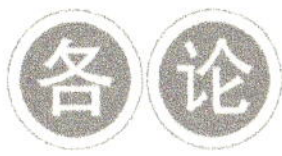

心血管疾病安全用药

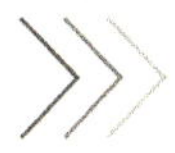

概　述

心血管疾病是一组心脏和血管疾患，包括：冠状动脉粥样硬化性心脏病（简称冠心病）、高血压病、心律失常、心力衰竭、风湿性心脏病、先天性心脏病、心肌炎、周围动脉血管疾病和血脂异常等。

心血管疾病是全球人类的头号死因：每年死于心血管疾病的人数多于死于任何其他死因。估计在 2008 年有 1730 万人死于心血管疾病，占全球死亡总数的 30%。到 2030 年，死于心血管疾病（主要是心脏病和中风）的人数将增加至 2330 万人，预计心血管疾病将继续成为单个首要死因。

气血理论是中医理论的重要组成部分，《素问》说："人之所有者，血与气耳"，"气为血之帅，血为气之母"，而"心主身之血脉"，即全身血脉统属于心，血液在脉中环流不息，濡养周身，有赖于心气的推动。心气充沛、血液充盈和脉道通利是血液正常运行的基本条件。若心气异常，则可导致血瘀，气滞与气虚皆可致瘀，然而气滞血瘀是实证，气虚血瘀是本虚标实证。血瘀是导致心血管疾病的关键因子，从血瘀论治心血管疾病，常得到明显力效，气血理论为中医药防治心血管疾病提供了理论依据。各论部分主要介绍了临床较为常见的心血管疾病，包括：冠心病、高血压病、心律失常、心力衰竭、血脂异常、心肌炎、心血管神经症、闭塞性动脉粥样硬化。在上述常见的心血管疾病中应用较广泛的中成药包括：复方丹参滴丸、冠心舒通胶囊、牛黄降压丸、稳心颗粒、芪苈强心胶囊、生脉饮等。

中药在我国的心血管疾病防治中起着非常重要的作用，在综合性医院中，治疗心血管疾病的中成药被普遍应用，针对患者的不同情况辨证施治，可以做到标本兼治。在临床中安全合理地使用中成药应遵循以下总的指导原则。

1. 辨证使用中成药：中成药每个处方都有其功效主治及注意事项，临床应用必须以辨证为依据，如果不能正确辨证，不仅没有疗效，还会影响患者的生命健康。

如风寒感冒宜选用辛温解表药，如感冒清热冲剂等；风热感冒宜选用辛凉解表药，如羚翘解毒丸等；川贝止咳露治疗肺热咳嗽效果好，若用于风寒感冒咳嗽则加重病情。所以临床使用中成药必须具体问题具体分析，要遵循辨证施治的原则。

2. 正确掌握剂量和服用方法：虽然中成药的成分大部分是植物、食物、矿物及动物药，其不良反应相对小一些，但不等于绝对安全。医务工作者要严格掌握剂量，如果剂量过小，达不到治疗效果；如果剂量过大，克伐人体正气，则影响患者的身体健康。

3. 掌握配伍禁忌和饮食禁忌：中医用药组方中各味药既有适应证，又有禁忌证，十八反、十九畏、孕妇用药禁忌等不可忽视。如果需要同时服用 2 种以上中成药治疗时，一定要搞清楚中成药的组成，掌握配伍禁忌，否则将会给患者的身体健康带来严重的影响。如附子理中丸与金匮肾气丸同时服用，就有可能发生乌头碱中毒。因此，医务工作者不但要全面掌握中药的性味、功能、毒性等方面的基本知识，还要全面掌握中药的配伍宜忌等方面的知识。同时，还要掌握饮食禁忌。药有药性，食有食性，两性相悖则不利于患者，如地黄、何首乌、蜂蜜忌葱，土茯苓、威灵仙忌茶，鳖甲忌苋菜等。

4. 正确认识中药的不良反应："中药无毒，绿色医疗"是中成药的使用误区，中成药含有很多可以诱发过敏反应的物质，如蛋白质、多肽、多糖等大分子物质（具有完全抗原性），以及一些相对分子量较小的化合物（可作为半抗原与体内蛋白质结合成全抗原），而这些半抗原（如小檗碱、茶碱、丹参酮等）在中草药中广泛存在，这是中成药致过敏反应的重要原因之一。忽视中成药的使用注意事项，造成的不良反应屡见不鲜，比如有报道，由于患者减肥治疗时所服用的防己为非处方要求的粉防己，导致肾间质纤维化和肾衰竭的"中草药肾病"；大剂量木通致急性间质性肾炎肾；用于治疗脱发的何首乌制剂，出现的肝功能损害等。

冠心病

1. 早晨六点多，退休工人老张像往常一样到公园去晨练，刚练了一会儿，老张突然感到背部一阵疼痛，同时感到胸闷、恶心并伴出冷汗。老张立刻停下运动，不适的感觉得到了缓解，半个小时后，老张又感觉胸部出现持续性压榨样疼痛，并向左肩部放射，心慌、烦躁不安。和老张一起活动的朋友见他非常难受，便立即拿出随身携带的速效救心丸让他服下，随后把老张送到了附近的医院，经医生诊断，老张是心绞痛发作。

2. 范先生有 5 年胸闷、胸痛的症状，最近有频繁加重的趋势，可是一直没有予以重视。上周末，儿女都回家吃饭，范先生心情很好，喝了点儿酒，晚饭吃了不少，吃完饭后突然狂冒冷汗，头晕想呕吐，家人以为是吃太多了，让范先生起来运动一下，结果还没起身就突然昏倒在地上，家人赶紧拨打 120 送到医院，检查后发现是急性下壁心肌梗死，经医生积极抢救最终化险为夷。

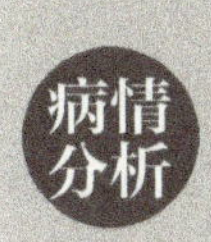

心绞痛是冠状动脉供血不足，心肌发生暂时缺血、缺氧所引起的，以胸痛或胸闷不适为主要症状。最常见的病因是冠心病，发病人群以 40 岁以上的中老年人为多。

典型的心绞痛部位是在胸骨后或左前胸，范围常不局限，可以放射到颈部、咽部、颌部、上腹部、肩背部、左臂及左手指侧，也可以放射至其他部位。每次心绞痛发作部位往往是相似的。常呈紧缩感、绞榨感、压迫感、烧灼感、胸憋、胸闷或有窒息感、沉重感，有的患者只述为胸部不适，主观感觉个体差异较大，但一般不会是针刺感样疼痛，有的表现为乏力、气短。呈阵发性发作，持续数分钟，一般不会超过 10 分钟，也不会转瞬即逝或持续数小时。稳定型心绞痛的发作与劳力或情绪激动有关，如快速步行、爬坡时诱发，停下休息即可缓解，多发生在劳力当时而不是之后。舌下含服硝酸甘油可在 2 ~ 5 分钟内迅速缓解症状。可数天或数周发作一次，也有一日内多次发作者。心绞痛与中医学的“胸痹”“心痛”相似。胸痹的主要症状是胸部闷痛，甚则胸痛彻背，短气，或喘息不得卧。心痛，着重指心胸部闷痛或绞痛，也与冠心病、心绞痛有关。因此，中医药治疗胸痹、心痛的医疗实践也为治疗心绞痛提供了有力的依据。目前中医治疗心绞痛，除临证时选药组方，供制备（如煎水）服用外，也可直接使用中成药。

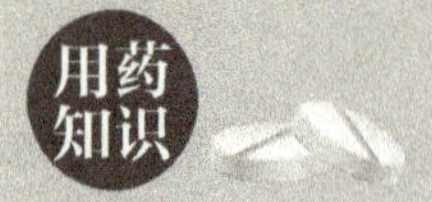

1. 治疗心绞痛的药物为什么要“舌下含服”？

“舌下含服”，顾名思义，就是将药物置于舌下，使药物的有效成分通过舌下黏膜直接吸收进入血液，不经过胃和肝，可以避免被胃肠道中的酸和酶分解破坏，也不会被肝脏的酶代谢，避免了吞服药物所引起的肝脏首过效应，使药物高浓度直接到达靶器官。从对药物吸收的速度来看，舌下含服仅次于气雾吸入的给药途径。如何使用舌下含服法呢？有人将药物含在舌面上，而人舌面上有舌苔和角化层，很难迅速吸收药物的有效成分。正确的方法是：首先将药丸咬碎后置于舌的下方，若口腔干燥的话，可含少许白开水，以利药物吸收；其次，舌下含药时，靠在椅子上或倚在床上取坐位最好，以免因突然晕厥而摔倒，又可使回心血量减少，减轻心脏负担，使心肌供氧相对满足自身需要。

2. 冠心病是一种慢性疾病，治疗冠心病的中成药能长期服用么?

在心绞痛发作期，以治“标”为主，在缓解期，应以治“本”为主，切忌久服活血通脉作用较强的药物。

临床上治疗冠心病的中成药主要有冠心苏合丸、复方丹参片等，这类药品既能缓解心绞痛，又没有头晕、头痛等不良反应，因而深受患者的青睐。有些冠心病患者长期连续服用这些药物，以为这样才能有效地预防心绞痛和心肌梗死，其实，这种做法并不科学。祖国医学认为，冠心病属于“胸痹”“心痛”等证的范畴，其发病原因在于气血瘀滞，闭阻胸阳，不通则痛；使用冠心苏合丸的目的在于芳香开窍以止痛，复方丹参片则有活血化瘀的作用。在心绞痛急性发作时，将冠心苏合丸含化或嚼碎吞咽，即可在半小时内起到止痛的效果，起效虽较硝酸甘油慢些，但持续作用的时间较长。如果患者近来心绞痛发作较频繁，也可每日 3 次连续服用冠心苏合丸或复方丹参片，疗程的长短视病情轻重而定，这对于控制心绞痛频繁发作、减少心肌梗死的发生有一定作用。但冠心苏合丸属于急救药物，当心绞痛发作的次数减少或消失后，则应改用其他药物。症状较轻的冠心病患者，不宜长期连续服用这些药物，因为在冠心苏合丸中含有乳香、冰片、檀香、青木香、苏合香油等成分，复方丹参片则由丹参、三七、冰片组成，多用、久用会耗伤气血，对病情不利。应当指出的是，冠心苏合丸的药性偏温，属“温开”的芳香开窍药，因此对于属“寒痹”的冠心病患者最为适合。如属“热痹”型的患者，则需加服大补阴丸或知柏地黄丸等养阴药，以免出现唇干舌燥、心烦、口渴、喉痛、便秘等症状。又因方中乳香、苏合香、冰片对人体消化道有较强的刺激作用，因此冠心病合并食管炎及胃肠疾病的患者应慎用。

3. 中西药合用力量强?

无论中成药还是西药都是“双刃剑”，如果将众多的中西药合用于同一患者，其相关作用十分复杂，很难掌握。例如，活血化瘀类中成药不宜与阿司匹林联合应用，其可因过度活血化瘀诱发出血性疾病。特别是冠心病并发其他疾病，如血小板减少性紫癜、再生障碍性贫血、血友病。有出血性脑卒中史或长时间服用阿司匹林的心脑血管病患者，应慎用活血化瘀类药物。冠心苏合丸和西药亚硝酸异酯同用，能生成含汞离子的有毒沉淀物；麝香保心丸、心可宁与西药普罗帕酮、奎尼丁合用则可能引起心率缓慢、房室传导阻滞。所以，治疗心血管疾病时中西药联用应有医生的指导。

4. 服药剂量越大效果越好?

有些患者常不按医嘱服药而随意加大剂量，医者认为这是不可取的。例如，常用的复方丹参滴丸、通心络、速效救心丸等含冰片，对胃肠道有刺激作用，若加大剂量，势必会加重胃肠道的不良反应；心可宁、血栓心脉宁、麝香保心丸等含蟾酥，具强心的功能，若超剂量服用，很可能造成心律紊乱，延误病情。

5. 多药联用疗效好?

许多患者认为服用一种中成药药力不够，于是将多种中成药一同服用以加强疗效。治疗心血管病的中成药，如复方丹参滴丸、地奥心血康与速效救心丸，虽然药名、药味组成不同，但都属于治疗气滞血瘀型冠心病的药物，使用一种即可。若几种药物同时使用，会造成药效叠加，很可能引起心血管过度扩张，出现头痛等不适症状。

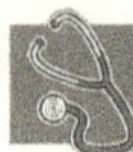

6. 治疗冠心病心绞痛的中成药不用辨证可直接服用?

俗话说“是药三分毒”，如果中成药用之不对，对人体是不利的，我们知道中医治病讲“辨证论治”，每种中成药都是有针对性的，选药必须合“证”，不合“证”不仅无效反而或有害，肯定不会有效，甚至还会加重病情。有的患者在没有经过中医辨证的情况下，就到药店自行购买中成药服用；有的患者一听说某某中成药疗效好，不管是否与自己的病情对证，就随意使用。治疗心血管的中成药很多，其中复方丹参滴丸、参芍片、冠心苏合丸比较有代表意义，可治疗不同证型的冠心病。但是，如果不是在中医辨证的基础上对症治疗，不仅起不到治疗作用，有时还可能带来一些副作用。例如，年老体虚的冠心病患者大多伴有气虚证，以服用参芍片为宜，如果服用了复方丹参滴丸、冠心苏合丸则达不到预期疗效。

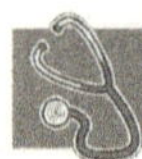

7. 如何正确选用治疗冠心病的中成药?

中医学认为，冠心病是一种本虚标实的证候，其形成多与血瘀有关，而血瘀的形成又与脏腑功能、机体阴阳寒热失调、七情内伤及气血失常有关。中医在临床上根据冠心病的不同症状一般可分为心血瘀阻、气滞血瘀、气虚血瘀、气阴不足血瘀、寒凝心脉等型，治疗方法多采用活血化瘀之法，但由于造成血瘀的原因不同，所以治法也因人而异。

心血瘀阻证

症状：多因情志失调、气郁日久或年老体虚，引起血行瘀滞，胸阳痹阻，心脉不畅。症见心胸疼痛，如刺如绞，痛有定处，入夜为甚，甚则心痛彻背，背痛彻心，或痛引肩背，伴有胸闷，日久不愈，可因暴怒、劳累加重，舌质紫暗，有瘀斑，苔薄，脉弦涩。

治则：活血化瘀，通脉止痛。

代表药物：① 愈风宁心片，成分：葛根经加工制成的浸膏片。功能主治：解痉止痛，增强脑及冠脉血流量，用于高血压头晕、头痛、颈项疼痛、冠心病、心绞痛等证。口服，一次 5 片，一日 3 次。② 银杏叶片，成分：银杏叶提取物。功能主治：活血化瘀通络，用于瘀血阻络引起的胸痹、心痛、中风、半身不遂、舌强语謇，冠心病稳定型心绞痛、脑梗死见上述证候者。口服，一次 2 片，一日 3 次；或遵医嘱。

气滞血瘀证

症状：胸闷气短，心悸不宁，心前区疼痛，固定不移，时欲太息，遇情志不遂时容易诱发或加重，或兼有脘腹胀闷，得嗳气或失气则舒，苔薄或薄腻，脉细弦。

治则：活血化瘀，行气止痛。

代表药物：① 复方丹参片，成分：丹参、三七、冰片。功能主治：活血化瘀，理气止痛，用于气滞血瘀所致的胸痹，症见胸闷、心前区刺痛；冠心病心绞痛见上述证候者。口服，一次 3 片，一日 3 次。② 乐脉颗粒，成分：丹参、川芎、赤芍、红花、香附、木香、山楂。功能主治：行气活血，化瘀通脉，用于气滞血瘀所致的头痛、眩晕、胸痛、心悸；冠心病心绞痛、多发性脑梗死见上述证候者。开水冲服，一次1 ~ 2 袋，一日 3 次。③ 血府逐瘀胶囊，成分：桃仁、红花、当归、赤芍、生地、川芎、枳壳、桔梗、柴胡、牛膝、甘草等。功能主治：活血祛瘀，行气止痛，用于瘀血停滞胸中而见胸痛、头痛，痛如针刺而有定处，或呃逆干呕、烦急、心悸失眠、午后潮热，或唇舌紫暗、舌有瘀点、脉弦涩等症状。温开水送服，一次 6 粒，一日 2 次，1 个月为 1 个疗程。

气虚血瘀证

症状：胸痛胸闷，头晕目眩，心悸气短，神疲乏力，失眠多梦，或少气懒言，肢冷自汗，呕恶纳呆，舌质淡，脉细弱或结代。

治则：益气活血化瘀，开窍止痛。

代表药物：① 通心络胶囊，成分：人参、水蛭、全蝎、土鳖虫、蜈蚣、蝉蜕、赤芍、冰片等。功能主治：益气活血，通络止痛，用于冠心病心绞痛证属心气虚乏、血瘀络阻者，症见胸部憋闷、刺痛、绞痛固定不移，气短乏力，心悸自汗，舌质紫暗或有瘀斑，脉细涩或结代。口服，一次 4 粒，一日 3 次。② 心痛口服液，成分：黄芪、党参、麦冬、何首乌、淫羊藿、野葛、当归、丹参、角刺、枳实等 13 味。功能主治：益气活血，化痰通络，用于胸痹气虚痰瘀交阻证，症见心痛、心悸、胸闷气短、心烦乏力、脉沉细、弦滑或结代；冠心病心绞痛见上述证候者。口服，一次 10 ~ 20ml，一日 2 ~ 3 次。

气阴不足血瘀证

症状：多因心气不足，阴血亏耗，血行瘀滞所致，症见心胸隐痛，时作时休，心悸气短，动则益甚，伴倦怠乏力，声息低微，面色晄白，易汗出，舌质淡红，舌体胖且边有齿痕，苔薄白，脉虚细缓或结代。

治则：益气养阴，活血通脉。

代表药物：①益心舒胶囊，成分：人参、麦冬、五味子、黄芪、丹参、川芎、山楂。功能主治：益气复脉，活血化瘀，养阴生津，用于气阴两虚，心悸脉结代、胸闷不舒、胸痛，以及冠心病心绞痛见有上述症状者。口服，一次3粒，一日3次。②灯盏生脉胶囊，成分：灯盏细辛、人参、五味子、麦冬。功能主治：益气养阴，活血健脑，用于气阴两虚，瘀阻脑络引起的胸痹心痛、中风后遗症，症见痴呆、健忘、手足麻木，冠心病心绞痛、缺血性心脑血管疾病，高脂血症见上述证候者。2个月为1个疗程，疗程可连续。巩固疗效或预防复发，一次1粒，一日3次。③复方血栓通胶囊，成分：三七、黄芪、丹参、玄参。功能主治：活血化瘀，益气养阴，用于血瘀兼气阴两虚证的稳定性劳累型心绞痛，症见胸闷、胸痛、心悸、心慌、气短、乏力、心烦、口干。用法用量：口服，一次3粒，一日3次。④心脑欣丸，成分：红景天、枸杞子、沙棘鲜浆。功能与主治：益气养阴，活血化瘀，用于气阴不足，瘀血阻滞所引起的头晕、头痛、心悸、气喘、乏力。口服，一次5粒，一日2次。

寒凝心脉证

症状：心气不足而感受寒邪，症见心痛， 受寒后心痛加重， 甚则胸痛彻背，面色苍白， 四肢厥冷， 心悸气短，胸闷，苔白脉沉迟。

治则：散寒通阳，活血宣痹。

代表药物：冠心苏合丸，成分：苏合香、冰片、乳香（制）、檀香、土木香。功能主治：理气，宽胸，止痛，用于寒凝气滞，心脉不通所致的胸痹，症见胸闷，心前区疼痛；冠心病心绞痛见上述证候者。嚼碎服，一次1丸，一日1～3次；或遵医嘱。

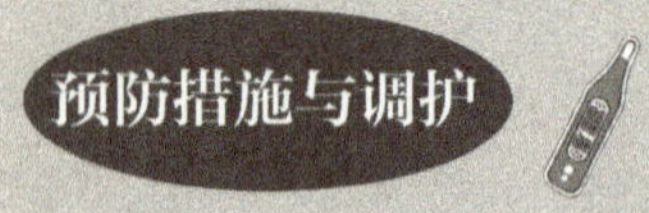

预防措施与调护

- 冠心病心绞痛、心肌梗死，起病急，尤其后者，危险性大，救治不当，常危及生命。急性发病时，应停止活动，及时服用急救药，并立即就医。
- 避免冠心病急性发作的各种诱因，如受寒、过劳、情绪过激、暴饮暴食等。
- 积极治疗高血压、高血脂及糖尿病，坚持适当的运动，选择低胆固醇饮食，避免吸烟及喝浓茶。

小贴士

如何预防冠心病?

目前已知的与冠心病相关的危险因素有200种以上，但其中只有6种是最为主要的，包括年龄、性别、高脂血症、高血压、吸烟和糖尿病。

在我国，50岁以上男性容易罹患冠心病，年龄和性别这两个因素是人无法改变的。

胆固醇水平增高，大多是“吃进去”的，因此，改变饮食结构，合理膳食，是预防冠心病的根本。少吃动物性脂肪，尤其是动物内脏等胆固醇含量较高的食物；而植物油，如玉米油等还是可以吃的，玉米油中的植物甾醇可帮助降低胆固醇水平，减少发病风险。少吃动物性脂肪也不是说不吃肉，如鸡肉、鱼肉等“白肉”，要比猪肉、牛肉等“红肉”好。

除饮食外，还应戒烟，适量地运动。如在饮食、运动的基础上，未能将血脂特别是胆固醇的水平降下来，则需加用降血脂药。按照以上做法，尽量避免导致冠心病的危险因素，对预防冠心病可起到一定作用。

高血压

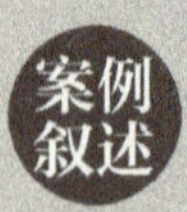

1. 患者，女性，42岁，血压升高5年多，血压值波动范围在140～160/80～110mmHg。近2年服用珍菊降压片1粒，一日3次；吲达帕胺2.5mg，一日1次。反复双下肢乏力半年，查血钾最低3.0mmol/L。

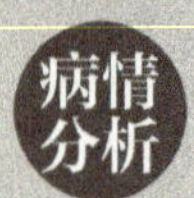

在复方降压药中，新型的固定低剂量复方制剂多是以利尿剂为基础的联合用药。我国传统的复方降压制剂中也大多含有利尿剂成分。如珍菊降压片每片含氢氯噻嗪5mg。在使用复方制剂时，再加用利尿剂则会加重低血钾等不良反应。

排除继发性高血压后，停用珍菊降压片。在服用吲达帕胺的基础上加用厄贝沙坦150mg，一日1次，2周后患者血压降至140/85mmHg，血钾3.8mmol/L。

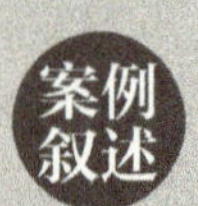

2. 患者，男性，47岁，高血压6年。长期服用卡托普利25mg，一日2次；尼群地平10mg，一日1次。每天上午测血压均在140/90mmHg以下。近期心脏超声提示左心室肥厚，24h动态血压监测显示24h平均血压为144/96mmHg，夜间平均血压为139/94mmHg。昼夜节律小时，血压波动大，上午8～11点血压为115～135/70～85mmHg，其他时间的血压（尤其是夜间血压及清晨血压）均控制不佳。

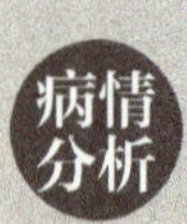

①动态血压较之诊所血压的优势之一是能观察24h的血压变化情况，发现隐蔽性高血压。该患者服用的药物均为中短效药物，每次到诊所就诊时均在降压药物作用达峰时间，故诊所血压正常。但由于药物作用维持时间短，且服药次数不足，血压波动大，夜间血压及清晨血压控制不佳，造成了左心室肥厚等靶器官损害。②使用中短效降压药物，每日至少服药2～3次，血压控制可相对平稳。对于该患者应尽可能选用长效药物。

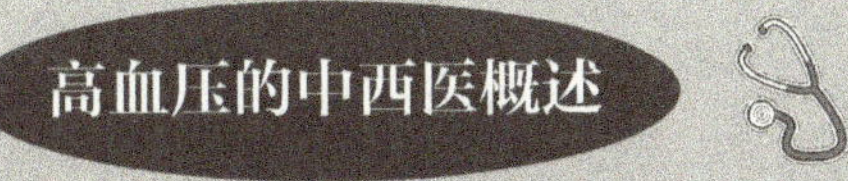

高血压的中西医概述

高血压是指在静息状态下动脉收缩压≥140mmHg和（或）舒张压增高（≥90mmHg），常伴有脂肪和糖代谢紊乱，以及心、脑、肾和视网膜等器官功能性或器质性改变，以器官重塑为特征的全身性疾病。

高血压分为原发性高血压和继发性高血压。高血压常见的临床表现为眩晕、头痛、耳鸣、失眠、肢体麻木，病久可见心悸气短、心绞痛、多尿等。易并发高血压危象、高血压脑病、脑血管病、心力衰竭、慢性肾衰竭、主动脉瓣夹层。

常规检查：血压的测定（偶测血压、自测血压、动态血压），尿常规，心电图，血钾，血肌酐，血尿酸，胸片，眼底检查，超声心动图动脉，血管B超。

高血压的诊断如下（18岁以上成年人，未服用降压药物的情况下）（表1）：

表1 血压水平的定义和分类

类别	收缩压（mmHg）	舒张压（mmHg）
正常血压	＜120	＜80
正常高值	120～139	80～89
高血压	≥140	≥90
1级高血压（轻度）	140～159	90～99
2级高血压（中度）	160～179	100～109
3级高血压（重度）	≥180	≥110
单纯收缩期高血压	≥140	＜90

目前常用的西药降压药物种类：①利尿药；②β受体阻滞剂；③钙通道阻滞剂；④血管紧张素转换酶抑制剂；⑤血管紧张素Ⅱ受体抑制剂。

高血压在中医中大多对应“眩晕”，偶有诊断为耳鸣、失眠等。中医“眩”是指眼花或眼前发黑，“晕”是指头晕甚或感觉自身或外界景物旋转。最早见于《内经》，称为“眩冒”。病因主要有情志不遂、年高肾亏、饮食不节、瘀血内阻等。其基本病理变化，不外虚实两端。虚者为髓海不足，或气血亏虚，清窍失养；实者为风、火、痰、瘀扰乱清空。本病的病位在头窍，其病变脏腑与肝、脾、肾有关。常见辨证为肝阳上亢、痰浊中阻、气血亏虚、肾精不足、瘀血内阻。

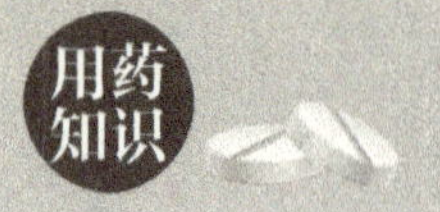

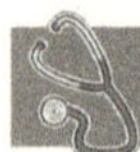

1. 治疗高血压，中医药有什么看法?

一部分高血压，可以参照中医眩晕病。眩晕的辨证要点有以下几个方面。

辨脏腑：眩晕的病位虽在清窍，但与肝、脾、肾三脏功能失常的关系密切。

辨虚实：眩晕以虚证居多，夹痰、夹火亦兼有之；一般新病多实，久病多虚，体壮者多实。

辨标本：眩晕以肝肾阴虚、气血不足为本，风、火、痰、瘀为标。其中阴虚多见咽干口燥、五心烦热、潮热盗汗、舌红少苔、脉弦细数；气血不足则见神疲倦怠、面色不华、爪甲不荣、纳差食少、舌淡嫩、脉细弱。标实又有风性主动、火性上炎、痰性黏滞、瘀性留著之不同，要注意辨别。

总体来说，眩晕的治疗原则主要是补虚而泻实，调整阴阳。虚证以肾精亏虚、气血衰少居多，精虚者填精生髓，滋补肝肾；气血虚者宜益气养血，调补脾肾。实证则以潜阳、泻火、化痰、逐瘀为主要治法。

2. 愈风宁心片可以治疗高血压么?

主要成分：葛根。

功能主治：解痉止痛，增强脑及冠脉血流量，用于高血压头晕、头痛、颈项疼痛、冠心病、心绞痛、神经性头痛、早期突发性耳聋。

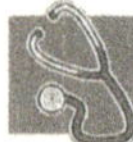

3. 松龄血脉康有什么成分? 主要作用是什么?

主要成分：鲜松叶、葛根、珍珠层粉。

功能主治：平肝潜阳，镇心安神，用于肝阳上亢所致的头痛、眩晕、急躁易怒、心悸、失眠；高血压及原发性高脂血症见上述证候者。

4. 清肝降压胶囊有什么成分? 主要作用是什么?

主要成分：制何首乌、夏枯草、槐花(炒)、桑寄生、丹参、葛根、泽泻(盐炒)、小蓟、远志（去心）、川牛膝。

功能主治： 清热平肝，补益肝肾，用于高血压，肝火亢盛、肝肾阴虚证，症见眩晕、头痛、面红目赤、急躁易怒、口干口苦、腰膝酸软、心悸不寐、耳鸣健忘、便秘溲黄。

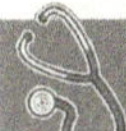

5. 以上介绍的三种药物有什么区别？如何选用呢？

三种药物均以清热平肝为主要治疗原则，其中，愈风宁心片的成分为葛根，功能解痉止痛，主要针对高血压症见颈项强痛、拘急不舒者；松龄血脉康胶囊的成分为鲜松叶、葛根、珍珠层粉，功能平肝潜阳，镇心安神，即在愈风宁心片的基础上加强了清热安神之力，治疗高血压症见急躁易怒、心悸失眠者；清肝降压胶囊的成分为制何首乌、夏枯草、槐花、桑寄生、丹参、葛根、泽泻、小蓟、远志、川牛膝，功能清热平肝，补益肝肾，除清热平肝外，又加用了补益肝肾的何首乌和桑寄生，标本兼顾。

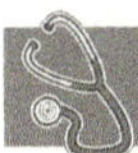

6. 天麻钩藤颗粒有什么成分？主要作用是什么？

主要成分： 天麻、钩藤、石决明、栀子、黄芩、牛膝、杜仲（盐制）、益母草、桑寄生、首乌藤、茯苓。

功能主治： 平肝息风，清热安神。用于治疗肝阳上亢型高血压等所引起的头痛、眩晕、耳鸣、眼花、震颤、失眠。

7. 强力定眩片有什么成分？主要作用是什么？

主要成分： 天麻、杜仲、野菊花、杜仲叶、川芎。

功能主治： 降压、降脂、定眩，用于高血压、动脉硬化、高脂血症及上述诸病引起的头痛、头晕、目眩、耳鸣、失眠等症状。

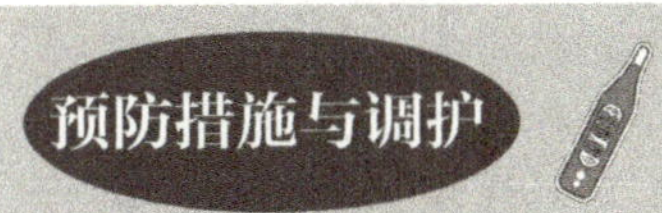

对于高血压应做到“未病先防”与“既病防变”相结合。

基本措施

⊕ 无高血压的患者，做到未病先防，平时应积极开展养生防病；偶尔发现一两次血压升高，应引起重视，进行定期复查，及时开展防与治。

⊕ 一旦患有本病，原则上 1 期高血压应重在防而兼顾治，以防发展；2 期、3 期合并有心、脑、肾器质性损害者则在中西医治疗的基础上，注重于防，以阻止病情恶化。

⊕ 患病后应加强摄生调养，尤其要保持心情舒畅，不必恐惧、焦虑和紧张。只要情志畅达，气血阴阳协调，自有益于病情的缓解。

⊕ 注意劳逸结合，慎防劳心、劳力和房事太过。紧张的脑力劳动者应当适当进行休息、娱乐。经常散步或户外活动，以及郊游览胜，有助于降低并稳定血压。

饮食调护

⊕ 控制食盐的摄入量：正常成年人每日食盐的摄入量以 6g 为宜；高血压尤其是合并有心、肾功能不全者应减量至每日 3 ~ 4g。

⊕ 减轻体重：多食蔬菜水果，限制脂肪，选择优质蛋白质。蔬菜和水果的体积较大而热量较少，又富含人体必需的维生素和矿物质，所以用蔬菜和水果替代部分其他食物，能给人以饱腹感而不致摄入过多能量。少食用油炸类食物及高胆固醇食物，选择富含优质蛋白质的食物，如瘦肉、鱼豆类。

⊕ 戒烟忌酒，少食辛辣：烟酒及辛辣之品对人体的危害很大，对高血压的危害尤为明显。戒烟、限酒，尽量避免含乙醇的饮料、咖啡、浓茶；少食咸菜、辣椒、芥末、咖喱等辛辣刺激的食物。

小贴士

1. 高血压病 3 级 极高危是不是很严重？

因为高血压是脑卒中和冠心病的独立危险因素，故需综合考虑做出危险性分层评估。目前将心血管的危险性分为低危、中危、高危和极高危，其分别对应在未来 10 年中发生主要心血管事件的危险性分别为 < 15%、15% ~ 20%、20% ~ 30% 和 > 30%。故此诊断是推测患者未来心血管事件发生的概率。

2. 什么情况下需要考虑继发性高血压？

有以下情况需要考虑继发性高血压：中重度血压升高的年轻患者；有特殊的症状、

体征，如肢体动脉搏动不对称，腹部血管杂音，明显的畏热、多汗、消瘦；实验室检查异常，如血尿、蛋白尿；降压药物联合治疗效果差，或已经控制良好的血压突然升高；急进性或恶性高血压患者。

3. 什么是恶性或急进性高血压？

恶性高血压是指血压显著升高（常用标准是舒张压超过140mmHg，但也有其他标准），并伴有血管损害的综合征，血管损害可表现为视网膜出血、渗出和视乳头水肿；急进性高血压是指与恶性高血压症状相同但无视乳头水肿的综合征。

血脂异常

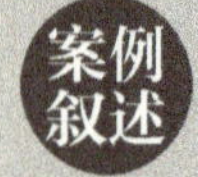

案例叙述

1. 78 岁的李大爷患高脂血症已经 10 多年了，一直以来都按医嘱服用降血脂药，血脂控制得也不错。这不，几个月前跟邻居家的老哥们儿聊天时，听邻居说“这降脂西药对肝肾功能损害都特别大，还不如喝点儿山楂水。”李大爷就开始担心了，这血脂高要不了自己的命，可千万别因为吃降脂药把自己的肝肾吃坏了，这就得不偿失了。所以李大爷就擅自把降脂药停了，开始天天喝山楂水，前几天体检自己的血脂升高了一倍多，咨询医生才知道，是因为自己擅自停用降脂药的原因，还好没造成什么严重后果。

2. 64 岁的张女士患高脂血症已经 5 年多了，每年的体检报告都会提示血脂升高，但她一直没把这件事放在心上，既没有服用降脂药物也没有生活习惯上的控制。半个月前张女士开始出现了活动后胸闷气短的症状，在医生的建议下做了冠脉造影，结果显示张女士的冠状动脉已经有了 50% 的堵塞，询问病史才知道原来张女士一直患有高脂血症，而且未经任何治疗，现在只服降脂药恐怕不能有效控制病情了，因为张女士已经被诊断为冠心病了。

血脂异常的中西医概述

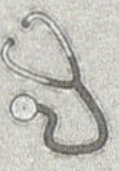

血脂异常，俗称高脂血症，是指由于脂肪代谢异常，使人体血浆中一种或多种脂质的水平超过了正常范围，包括总胆固醇（TC）、低密度脂蛋白胆固醇（LDL-C）和三酰甘油（TG）过高，或高密度脂蛋白胆固醇（HDL-C）过低，因此“高脂血症”的俗称并不是完全合适的。

血脂是人体中一种重要的物质，有许多非常重要的功能，但是不能超过一定的范围。如果血脂过多，易沉积在血管壁上，逐渐形成小斑块（“动脉粥样硬化”），这些“斑块”增多、增大，逐渐堵塞血管，使血流变慢，严重时血流被中断。这种情况如果发生在心脏——引起冠心病；发生在脑——会引起脑中风；如果发生在肾脏——会引起肾动脉硬化，肾功能衰竭。

血脂异常是通过实验室检查而发现、诊断及分型的。测定空腹（禁食12 ~ 14h）血浆或血清 TC、TG、LDL-C 和 HDL-C。抽血前的最后一餐应忌食高脂食物和禁酒。

临床上供选用的调脂药物可分为 6 类：他汀类、贝特类、烟酸、树脂类、胆固醇吸收抑制剂和其他。

历代文献中虽无“高脂血症”病名之记载，但根据其临床表现及发病特点一般将其归为“痰证”“湿浊”“眩晕”“血瘀”等范畴。中医认为本病的发生与饮食、情志及体质因素密切相关。其机制分别为：①恣食肥甘、膏粱厚味，嗜酒无度，损伤脾胃，脾失健运，水谷不化，生痰生湿，痰湿中阻，精微物质输布失司，酿为本病；②长期情志不遂，肝失调达，疏泄失常，气血运行不畅，膏脂布化失度，或思虑过度，损伤脾胃，内生痰湿，亦可导致本病的发生；③素体肥胖或素体阴虚，也是造成本病的原因之一，“肥人多痰湿”，痰浊中阻可致本病，阴虚者多肝肾不足，肝肾阴虚，肝阳偏亢，木旺克土，伤脾胃生痰，发为本病。

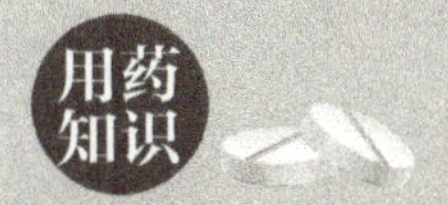

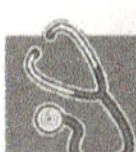

1. 治疗血脂异常，中医有什么看法?

中医认为，血脂异常按中医的辨证分型可分为：痰湿中阻证、肝郁脾虚证、肝肾阴虚证及气滞血瘀证四个证型，具体论述如下。

痰浊中阻证

症状：形体肥胖，心悸眩晕，胸脘痞满，腹胀纳呆，乏力倦怠，恶心吐涎，口渴不欲饮水，舌淡体胖边有齿痕，苔腻，脉濡。

肝郁脾虚证

症状：精神抑郁或急躁易怒，健忘失眠，口干不思饮食或纳谷不香，四肢无力，腹胀便溏，舌淡苔白，脉弦细。

肝肾亏虚证

症状：头晕目眩，耳鸣健忘，失眠多梦，咽干口燥，腰膝酸软，胁痛，五心烦热，舌红少苔，脉细数。

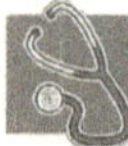 **气滞血瘀证**

症状： 胸胁胀闷，走窜疼痛或憋闷不适，性情急躁，胁下痞块刺痛拒按，舌紫暗或见瘀斑，脉沉涩。

2. 血脂康胶囊有什么成分？主要作用是什么？

主要成分： 红曲。

功能主治： 除湿祛痰，活血化瘀，健脾消食，用于脾虚痰瘀阻滞证的气短、乏力、头晕、头痛、胸闷、腹胀、食少纳呆等；高脂血症；也可用于由高脂血症及动脉粥样硬化引起的心脑血管疾病的辅助治疗。

组方原理： 红曲味甘，性温，具有消食活血、健脾燥胃的功效，治疗痢疾。本品由特制红曲发酵精制而成，富含多种天然他汀类物质，具有调血脂、抗动脉粥样硬化等作用。

3. 脂必泰胶囊有什么成分？主要作用是什么？

主要成分： 山楂、泽泻、白术、红曲。

功能主治： 消痰化瘀，健脾和胃，主治痰瘀互结、气血不利所致的高脂血症，症见头昏、胸闷、腹胀、食欲减退、神疲乏力等。

组方原理： 方中泽泻利水渗湿，消痰饮，白术补气健脾，两者共奏健脾消痰之功，同为君药，治疗痰饮停聚，清阳不升之头目眩晕；红曲与山楂均可健脾消食，活血化瘀，主治脾虚、血瘀引起的胸闷、腹胀、神疲乏力等症状，诸药合用，共奏健脾消痰、活血化瘀之效。

4. 绞股蓝总苷片有什么成分？主要作用是什么？

主要成分： 绞股蓝总苷。

功能主治： 养心健脾，益气和血，除痰化瘀，降血脂，用于高脂血症，症有心悸气短、胸闷肢麻、眩晕头痛、健忘耳鸣、自汗乏力或脘腹胀满等心脾气虚、痰阻血瘀者。

组方原理： 绞股蓝味甘、苦，性寒，归脾、肺经，具有健脾益气、化痰止咳、清热解毒之功，主治脾虚气滞、气虚血瘀之胸痹心痛，高脂血症等。

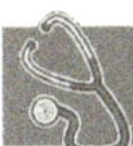

5. 以上介绍的三种药物有什么区别？如何选用呢？

三种药物均以健脾益气、消痰化瘀为主要治疗原则，其中，血脂康胶囊的功能为健脾消痰，活血化瘀，主要针对脾虚，痰瘀阻滞之高脂血症，见气短、乏力、头晕、头痛、胸闷、腹胀、食少纳呆等症者；脂必泰胶囊的功能为消痰化瘀，健脾和胃，在血脂康的基础上加强健脾消痰之功，治疗高脂血症脾虚痰湿较甚者；绞股蓝总苷片的功能为养心健脾，益气和血，除痰化瘀，降血脂，在前两种药物的基础上加大养心健脾益气之功，针对高脂血症见心悸气短、胸闷肢麻、眩晕头痛、健忘耳鸣、自汗乏力或脘腹胀满等心脾气虚之证者尤为适宜。

预防措施与调护

- 注重科学饮食，控制食物脂质来源。常见的降脂类食物有：大豆、花生、蘑菇、大蒜、洋葱、生姜、茶叶、蜜桔、酸奶、甲鱼、玉米油、葵花籽、海藻等均有降低胆固醇的作用。
- 加强体育运动，促进身体新陈代谢。大量的临床研究表明，加强运动可促进血液中脂质的转运、分解和排泄，调节糖代谢及降低血液黏稠度，可见，运动对于治疗高脂血症有重要作用。高脂血症患者可根据自身需要，适当参加一些体育运动，如慢跑、打太极拳、散步、游泳等活动。

小贴士

目前调血脂的药物很多，主要分为以下三类：①他汀类，以降低胆固醇为主，如辛伐他汀、普伐他汀等；②贝特类，以降低TG为主，如力平脂等；③天然药物类，如血脂康对降低胆固醇和TG均有效，且可以升高高密度脂蛋白，具有综合调节血脂的功效，且副作用小。药物治疗必须在医生的指导下进行，并定期复查肝功能和血脂。

心肌炎

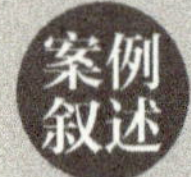

1. 李雷今年就要参加高考了，2 周前出现发热、咽痛、咳嗽等感冒症状，为了不耽误学习，没有去医院就诊，而是自己服用了退热和治疗咽炎的药物，感冒的症状得到了缓解，李雷就继续备战高考，但随后出现了心慌、胸闷、乏力，到医院就诊被诊断为心肌炎。

2. 小明今年 8 岁，正是贪吃的年纪，趁妈妈不在家，偷吃了 4 盒冰淇淋，到了晚上，小明开始肚子痛、腹泻，妈妈想可能是吃坏肚子了，就给小明吃了止泻的药物。第 2 天小明精神委靡不振，脸色发白，并且感觉胸闷、气短、乏力，妈妈觉得不太对劲，赶紧将他送到了医院。医生检查结果：小明得了心肌炎，幸亏就诊及时，否则后果严重。

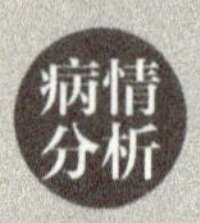

心肌炎是指心肌的局限性或弥漫性炎症。急性心肌炎的病因大致可分为三类：①心肌受到细菌、病毒等病原微生物感染所致的心肌炎；②过敏或变态反应所致的心肌炎；③化学、物理、药物毒性等造成的心肌损害。其中，以心肌受到病毒感染而诱发者为最多，较明显的诱因如流感病毒、肠道病毒感染。当病毒感染心肌后，病毒既可以对心肌产生直接损伤，也可以通过自身免疫反应引起心肌细胞损伤。

心肌炎的临床表现差别很大。轻者可无症状，或有心悸、胸闷、心前区隐痛、软弱乏力等不适；重者病势凶险，可有心律失常、心力衰竭或心源性休克，甚至发生猝死。凡在感冒或腹泻后，在短期内（一般病后 1 ~ 2 周）发生心慌、胸痛、胸闷气短、疲乏、面色苍白、多汗、头晕、心前区不适或抽搐，即应警惕发生心肌炎的可能，不得掉以轻心，须及早找医生诊治。

中医认为，心肌炎是因机体正气虚弱，邪气乘虚而入，邪毒侵心所致。根据其临床表现，属中医“心悸”“胸痹”范畴。多数学者认为，心气阴两虚是发病的关键，温毒内犯则是发病的必要条件，心脏气阴两虚贯穿于疾病始终。本病急性期以热毒证较为明显，而慢性期则以气阴两虚证为主，病至中、后期，瘀血证逐渐突出，若治不中鹄或迁延失治，往往形成虚、毒、瘀三者相互交错之证，给治疗带来诸多掣肘。

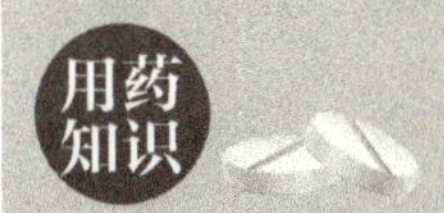

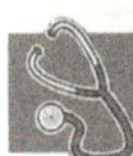

1. 得了心肌炎该怎么办?

病毒性心肌炎一经确诊，急性期患者应充分休息，轻症者在心脏功能恢复正常后，还需要休息至少 3 个月，重症者应休息半年至 1 年。治疗上可采用抗病毒药物，如用金刚烷胺、阿糖胞苷及干扰素等；选用维生素 C、肌苷、三磷酸腺苷、辅酶 A、细胞色素 C 等，来促进心肌细胞的代谢，有助于损伤心肌的修复。此外，运用中药辨证论治，确定病毒性心肌炎的病程及证候，再确定治法及用药，往往能获得很好的疗效。

2. 中成药治疗病毒性心肌炎的注意事项?

中成药治疗病毒性心肌炎，应注意对症下药，根据急性期、慢性期及证候，其治法、选药不同：① 急性期治法，热毒侵心证宜采用清心解毒法；阳虚气脱证宜采用回阳救逆、益气固脱法。② 慢性期治法，肺气不足证宜采用益气清肺、固护卫气法；痰湿内阻证宜采用祛湿化痰、温通心阳法；气滞血瘀证宜采用疏肝理气、活血化瘀法；阴虚火旺证宜采用滋阴降火、养血安神法；心脾两虚证宜采用健脾益气、养心安神法；阴阳两虚证宜采用温阳益气、滋阴通脉法。

3. 病毒性心肌炎如何辨证论治，合理用药?

中医将病毒性心肌炎分为急性期和慢性期（恢复期），病位主要在心，涉及肺、脾、肾，病机为机体正气虚弱，邪气乘虚而入，心气受损，邪毒侵心，继而痰饮内停或瘀血阻络。究其病性，为本虚（心气不足）标实（热毒、痰饮、瘀血）。

急性期

热毒浸心证

症状：发热，身痛，鼻塞流涕，咽红肿痛，咳嗽咳痰或腹痛泄泻，肌痛肢楚，继之心悸，胸闷气短，舌质红，苔薄黄或腻，脉细数或结代。

治则：清热解毒。

代表药物：清热解毒胶囊，成分：石膏、金银花、玄参、地黄、连翘、栀子、甜地丁、黄芩、龙胆、板蓝根、知母、麦冬，辅料为淀粉。功能主治：清热解毒，用于治疗流行性感冒（简称流感），上呼吸道感染。口服，一次 2 ~ 4 粒，一日 3 次；或遵医嘱。

双黄连口服液，成分：金银花、黄芩、连翘。功能主治：辛凉解表，清热解毒，用于外感风热引起的发热、咳嗽、咽痛等症状，对病毒性心肌炎合并上呼吸道感染者颇为适宜。口服，成人每次 10 ~ 20ml，一日 3 次，小儿酌减或遵医嘱。

阳虚气脱证

症状：起病急骤，喘息心悸，倚息不得卧，口唇青紫，心悸惕动，烦躁不安，自汗不止，手足不温，舌质淡白，脉微欲绝。

治则：回阳救逆，大补元气。

代表药物：生脉注射液，成分：红参、麦冬、五味子。功能主治：益气养阴，复脉固脱，用于症见心悸、气短、四肢厥冷、汗出、脉欲绝的气阴两亏，脉虚欲脱的心肌炎患者。肌内注射：一次 2 ~ 4ml，一日 1 ~ 2 次；静脉滴注：一次 20 ~ 60ml，用 5% 的葡萄糖注射液 250 ~ 500ml 稀释后使用，或遵医嘱。

病情危重者，可使用参麦注射液，肌内注射，每次 2 ~ 4 ml，每日 1 次；静脉滴注，每次 10 ~ 60ml，采用 5 %的葡萄糖注射液 250 ~ 500ml 稀释。

慢性期

肺气不足证

症状：气短乏力，胸闷隐痛，自汗恶风，咳嗽，反复感冒，舌淡红，苔薄白，脉细无力。

治则：益气固表。

代表药物：补心气口服液，成分：黄芪、人参、石菖蒲、薤白。功能主治：补益心气，理气止痛，用于气短、心悸、乏力、头晕等心气虚损型胸痹心痛 。口服，一次 10ml，一日 3 次。

黄芪颗粒，成分：黄芪单味制剂。功能主治：可提高机体免疫力，增强心肌收缩力，减慢心率，拮抗病毒对心肌的损伤，扩张冠状动脉，保护缺血缺氧心肌。口服，成人每次 15g，3 ~ 14 岁儿童每次 7.5 ~ 15g，每日 2 次。

玉屏风颗粒，成分：黄芪、白术（炒）、防风。功能主治：益气，固表，止汗，用于表虚不固，自汗恶风，面色㿠白，或体虚易感风邪者。口服，一次 1 袋，一日 3 次。

参芪冲剂，成分：党参、黄芪等。功能主治：有补益元气、增强免疫力、调节平衡、改善代谢的作用，用于病毒性心肌炎有气虚表现者。口服，一次 1 袋，一日 3 次。

气阴两虚证

症状： 心悸不宁，五心烦热，潮热盗汗，失眠多梦，夜寐不安，口干，舌红，少苔，脉细数。

治则： 益气养阴。

代表药物： 生脉饮，成分：人参、麦冬、五味子。功能主治：益气复脉，养阴生津，用于气阴两亏，症见心悸气短、脉微自汗的患者。口服，一次 10ml，一日 3 次。

滋心阴口服液，成分：麦冬、赤芍、北沙参、三七。功能主治：滋养心阴，活血止痛，用于心阴不足，胸痹心痛，心悸，失眠，五心烦热，舌红少苔，脉细数；冠心病、心肌炎见上述证候者。口服，一次 10ml，一日 3 次。

芪冬颐心口服液，成分：黄芪、麦冬、人参、茯苓、地黄、龟甲（烫）、紫石英（锻）、桂枝、淫羊霍、金银花、丹参、郁金、枳壳（炒）。功能主治：益气养心，安神止悸，用于症见气阴两虚证的病毒性心肌炎、冠心病心绞痛等。饭后口服：一次 20 ml，一日 3 次，或遵医嘱，28 日为 1 个疗程。

心脾两虚证

症状： 心悸怔忡，神疲乏力，肢体倦怠，自汗短气，面色无华，舌淡，苔薄，脉细数。

治则： 补益气血，养心健脾。

代表药物： 人参归脾丸，成分：人参、白术（麸炒）、茯苓、甘草（蜜炙）、黄芪（蜜炙）、当归、木香、远志（去心甘草炙）、龙眼肉、酸枣仁（炒）。功能主治：益气补血，健脾养心。用于气血不足，症见心悸、失眠、食少乏力、面色萎黄的心肌炎患者。口服，一次 1 丸，一日 2 次。

气虚血瘀证

症状： 心悸，气短，神疲乏力，失眠多梦，或少气懒言，肢冷自汗，呕恶纳呆，舌质淡，脉细弱或结代。

治则： 益气活血。

代表药物： 藿丹片，成分：党参、淫羊藿、丹参、红花等。功能主治：益气补肾活血，用于轻、中度小儿病毒性心肌炎见有心悸、胸闷、脉细弱或结代等属气虚血瘀证者。温开水送服，1 ~ 3 岁，一次 3 片，一日 3 次；4 ~ 5 岁，一次 4 片，一日3次；6～14岁，一次5片，一日3次，温开水送服。

通心络胶囊，成分：人参、水蛭、全蝎、土鳖虫、蜈蚣、蝉蜕、赤芍、冰片等。功能主治：益气活血，通络止痛，用于证属心气虚乏、血瘀络阻的心肌炎患者。口服，一次4粒，一日3次。

⊕ 痰湿内阻证

症状：胸闷气促，头晕目眩，脘闷纳呆，口渴不饮，咳吐痰涎，苔白腻或白滑，脉滑。

治则：燥湿化痰。

代表药物：二陈丸，成分：陈皮、半夏、茯苓、甘草。功能主治：燥湿化痰，理气和胃，用于症见咳嗽痰多，胸脘胀闷，恶心呕吐、纳呆、头晕、心悸的心肌炎患者。口服，一次9～15g，一日2次。

⊕ 气滞血瘀证

症状：心悸、心区刺痛，痛有定处，胸闷胁胀，舌质暗红或有瘀点，脉弦涩。

治则：行气活血。

代表药物：血府逐瘀胶囊，成分：桃仁（炒）、红花、赤芍、川芎、枳壳（麸炒）、柴胡、桔梗、当归、地黄、牛膝、甘草。功能主治：活血祛瘀，行气止痛，用于瘀血内阻，症见胸痛或头痛、内热憋闷、失眠多梦、心悸怔忡、急躁善怒的心肌炎患者。口服，一次6粒，一日2次，1个月为1个疗程。

⊕ 阴阳两虚证

症状：怔忡，面色无华，四肢厥冷，大便溏，腰酸乏力，舌质淡胖，脉沉细无力或结代。

治则：养阴温阳，阴阳并补。

代表药物：金匮肾气丸，成分：地黄、山药、酒山茱萸、茯苓、牡丹皮、泽泻、桂枝、制附子、牛膝、盐车前子。功能主治：温补肾阳，化气行水，用于症见心悸伴肾虚水肿、腰膝酸软、小便不利、畏寒肢冷的心肌炎患者。口服，一次20～25粒，一日2次。

桂附地黄丸，成分：熟地黄、附子（制）、肉桂、山茱萸（制）、山药、泽泻、牡丹皮、茯苓。功能主治：温补肾阳，用于久病未愈症见心悸伴腰膝酸软、肢冷尿频的心肌炎患者。口服，一次8丸，一日3次。

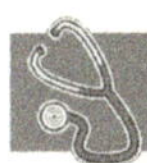4. 服用中成药治疗心肌炎有什么禁忌证?

中成药治疗病毒性心肌炎，除了注意分期、证候及治法不同外，亦应注意不同人群、合并症的服药禁忌，比如急性期的热毒侵心证，服药期间忌烟酒及辛辣、生冷、油腻食物；风寒感冒者不宜用；脾胃虚寒，症见腹痛、喜暖、泄泻者慎用；高血压、心脏病、肝病、肾病、糖尿病等慢性病严重者、过敏体质者慎用；不宜与滋补性中药同时服用。生脉饮、人参健脾丸等含人参的制剂，不宜同时服用含藜芦、五灵脂、皂荚的药物；不宜喝茶和吃萝卜；不宜与感冒类药同时服用；高血压患者及小儿与年老体虚者慎用；宜饭前服用。血府逐瘀胶囊、通心络胶囊等活血化瘀的药物，妊娠妇女禁用；年老体弱者慎用。

5. 心律失常是心肌炎最常见的并发症，如何选择中成药治疗?

室性早搏是由心肌炎造成的最常见的一种心律失常，又称室性期前收缩，是由房室结以下异位起搏点提前产生的心室激动。患者以自感胸闷、心悸、心跳间歇为主诉，脉结或代为临床特征。属于中医学的“心悸”“怔忡”范畴。需辨证论治来选择中成药。

气阴两虚证

症状：以心悸怔忡、五心烦热、气短乏力主症，兼见头晕口干、失眠多梦等症状，舌红，少苔，脉细数兼结代。

治则：益气养阴，宁心安神。

代表药物：① 稳心颗粒，成分：党参、黄精、三七、琥珀、甘松。冲服，一次9g，一日3次。② 生脉胶囊，成分：红参、麦冬、五味子。口服，一次3粒，一日3次。③参松养心胶囊，成分：人参、麦冬、山茱萸、丹参、酸枣仁（炒）、桑寄生、赤芍、土鳖虫、甘松、黄连、南五味子、龙骨。口服，一次2～4粒，一日3次。

心阳不振证

症状：以心悸怔忡、形寒肢冷为主症，兼见胸闷气短、面色白、畏寒喜温，或伴心痛等症状，舌淡，苔白，脉沉迟或结代。

治则：温补心阳。

代表药物：复心宁胶囊，成分：丹参、三七、红花、牛黄、冰片、蟾酥、水牛角浓缩粉、人参须。口服，一次 4 粒，一日 3 次。

心脉瘀阻证

症状：以心悸怔忡，心前区刺痛，入夜尤甚为主症，兼见面色紫暗、唇甲青紫等症状，舌质紫暗或有瘀斑，脉涩或结代。

治则：活血化瘀通脉。

代表药物：① 血府逐瘀口服液，成分：桃仁、红花、当归、川芎、地黄、赤芍、牛膝、柴胡、枳壳、桔梗、甘草。口服，一次 10ml，一日 3 次。② 愈心痛胶囊，成分：延胡索、红参、三七。口服，一次 4 粒，一日 3 次。疗程 4 周。③ 心灵丸，成分：人工麝香、牛黄、熊胆、蟾酥、珍珠、冰片、 三七、人参、水牛角干浸膏。舌下含服或咀嚼后咽服，一次 2 丸，一日 1 ~ 3 次。也可在临睡前或发病时服用。

肝气郁结证

症状：以心悸怔忡，胸闷胁胀，情绪变化可诱发或加重为主症，兼见嗳气叹息、心烦失眠、大便不畅等症状，舌质暗红，苔薄黄，脉弦或结代。

治则：疏肝解郁，调畅气机。

代表药物：舒肝止痛丸，成分：柴胡、当归、白芍、赤芍、白术（炒）、香附（醋制）、郁金、延胡索（醋制）、川楝子、木香、半夏（制）、黄芩、川芎、莱菔子（炒）。口服，一次 4 ~ 4.5g，一日 2 次。

痰湿阻滞证

症状：以心悸怔忡、胸脘胀满为主症，兼见口黏纳呆、大便黏而不爽等症状，舌质暗红，苔白厚腻或黄腻，脉滑。

治则：燥湿健脾，化痰通络。

代表药物：① 丹蒌片，成分：瓜蒌皮、薤白、葛根、川芎、丹参、赤芍、泽泻、黄芪等。口服，一次 5 片，一日 3 次，饭后服用。② 温胆宁心颗粒，成分：黄连、半夏、陈皮、茯苓、胆南星、竹茹、枳壳、丹参、郁金、菖蒲、酸枣仁等。口服，一次 6g，一日 2 次。

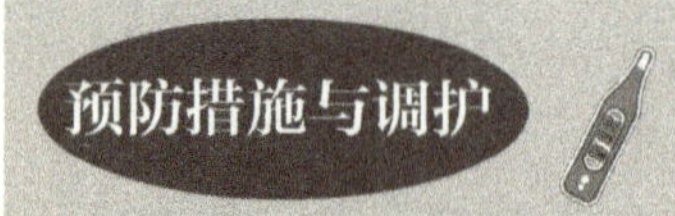

预防病毒性心肌炎，应首先预防感冒及肠道病毒性感染，经常参加体育锻炼，

提高自身的抗病能力，住宅经常开窗通风，保持空气新鲜；在感冒发生季节，要尽量少去公共场所，以防止各种病毒感染。定期注射流感疫苗，获得对流感的免疫力，可有效地防止在气候多变的春秋季节染上病毒性感冒。一般宜在初秋时节进行疫苗注射，可在 12 个月内有效防止罹患流感。一旦发生病毒感染后，要注意休息，避免过度疲劳，千万不能吸烟、酗酒。另外，要注意营养搭配，纠正偏食的不良习惯，日常饮食以粗粮、新鲜蔬菜和瘦肉为主，也可适当多吃些水果。

小贴士

心肌炎可以引起猝死?

心肌炎也可以引起猝死，尤其是剧烈运动后，这不是危言耸听。由于青少年喜欢参加体育活动，对轻微症状常不予注意，以致在活动中病情急剧恶化。因此，要提醒青少年朋友注意，一旦有症状产生，即应注意休息，停止参加剧烈的运动并及时去医院做进一步检查。经正规治疗后，绝大多数患者可以完全治愈，不留任何后遗症，也可以继续参加剧烈的运动或比赛。

心血管神经症

案例叙述

1. 郑小姐，25 岁，在某大公司信息技术科工作，平时性格内向好静，沉默寡言。1 年前曾因琐事与邻居争吵，被破口辱骂，心中好不气忿，闷闷不乐。此后，她经常感到胸闷、心慌；脚部有刺痛或隐痛感觉，呼吸不畅，需用力透一口气后方才感到舒服。特别是在情绪不佳时，症状更为明显。她自己怀疑患了心脏病，常自服一些治疗心脏的药品，但症状都没有缓解，就到某医院心脏专科门诊诊治，经医生详细检查，并拍胸部 X 线片，做心电图和超声心动图等检查，结果全部正常，医生诊断为“心脏神经官能症”，并加以劝慰，要求她解除不必要的思想顾虑，不要紧张，因为这不是真正的心脏病，而是“假心脏病”，是完全可以治愈的。

2. 王阿姨今年刚 50 岁，身体素来健康，1 年前因家中变故，精神压力剧增，连夜失眠，继而感觉心慌、气短、胸闷不适，时而还会出现胸部针刺样疼痛，为此常常烦躁不安，每当犯“病”时就自己含服几粒速效救心丸，大约 30min 后症状缓解。曾于多家医院进行心脏病检查，但经详细的全身和心血管系统的各项检查未见异常，医生诊断为“心血管神经症”。

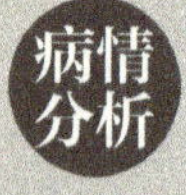

神经症，原称神经官能症。心脏神经官能症是由于神经功能失调引起的心血管系统功能紊乱综合征，是神经症的一种特殊类型。以心血管系统症状，或兼有神经症状为主要临床特征。一般无器质性心脏病证据，但也可与器质性心脏病同时存在。精神因素在本病的发病中起重要作用，如焦虑、情绪激动、精神创伤等，劳累过度亦为常发诱因。本病大多发生于青年和壮年，女性多见，尤其是更年期妇女。症状多种多样，时好时坏，严重者影响劳动力。

心脏神经官能症属中医的“惊悸”“怔忡”“胸痹”“郁证”等范畴。中医学认为，情志失调是心脏神经官能症的主要致病因素，又《类经》云：“心为脏腑之主，总统魂魄，并该意志，故忧动于心则肺应，思动于心则脾应，怒动于心则肝应，恐动于心则肾应”，可见情志发病主要产生对心的影响，而其他各脏次之。故可归纳而知本病病位在心，病机为心之气血不足，兼脾虚、肝郁、肾虚、肺虚等。

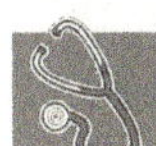

1. 服用“安神”药有哪些注意事项?

安神定志丸和朱砂安神丸是治疗心脏神经官能症的常用药，这类中成药含有朱砂，一定要注意其用药禁忌，以防对人体造成伤害。朱砂是一种矿物质，其主要成分是有毒的硫化汞，《神农本草经》列为上品，原名“丹砂”。药用炮制内服可以镇惊、安神、解毒、治癫病、惊风、心悸易惊、失眠、多梦、目昏。但朱砂有毒，肝肾功能障碍者易造成毒性物质在体内蓄积，故此类患者最好不要长期或大量服用含朱砂的中药；朱砂可抑制中枢神经系统，降低中枢兴奋性，导致睡眠障碍、记忆力减退、神志痴呆等，儿童及老人不宜久服；脾胃虚寒、无热证者也不宜使用此类药物。

朱砂中因含 2 价的汞离子，不宜与溴化钠、碘化钾、碘喉片等同服，汞离子与溴离子或碘离子可在肠内发生化学反应，生成毒性很强的溴化汞或碘化汞，导致药源性肠炎或赤痢样大便，故忌同服；与具有还原性的西药如硫酸亚铁、亚硝酸异戊酯等同服，使 2 价的汞离子还原成 1 价的汞离子，毒性也增加，故忌同服；不宜与镇静药物、麻醉药物等同用，以免加重中枢抑制；不宜与含酶类的药物如胃蛋白酶、多酶片等合用，因为汞离子能抑制酶的活性。

服用朱砂类药物时，不要食用含碘的食物，如海带、紫菜等；还应限制食物中食盐的摄入量，因为食盐可增加汞盐的溶解度，使汞的吸收增加，从而加重汞中毒。

2. 中医治疗心脏神经官能症，采用补法还是泻法?

要区分心脏神经官能症是实证还是虚证，一般来说，心脏神经官能症虚证多，实证少。虚证常见于性情阴柔、心情低落、情绪抑郁、沉默寡言、行为谨慎之人，其病起于思虑过度，烦劳苦读者，多属虚，症见心悸、胸闷胸痛、乏力、食少纳呆、腹胀便溏、倦怠懒言、少气乏力、舌淡红苔白脉沉细等症状，治宜补养为主，根据症状分别补气、养血、滋阴、温阳配以安神；实证常见于性情阳刚急躁、心烦易怒、情绪激动、语声洪亮、行动快捷之人，其病起于精神抑郁，情志不畅者，多属实，症见心悸、胸痛、心烦易怒、失眠、面红、便干尿黄、舌红脉数等症状，治宜疏泻为主，根据症状分别化痰、清火、活血化瘀配以安神；虚实错杂者，必须区分虚实主次、缓急，相应兼顾。

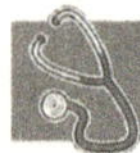

3. 如何辨证治疗心脏神经官能症?

心脏神经官能症的症状各不相同，根据不同的表现，按照中医的辨证论治思想可分为以下几个证型，各证型之间可以兼见。

心虚胆怯证

症状：心悸不宁，胸闷、气短，善惊胆怯易恐，少寐多梦而易惊醒，或虚烦不得眠，食少纳呆，恶闻声响，舌质淡，舌苔薄白，脉弦细或细略数。

治则：养心安神。

代表药物：① 安神定志丸，成分：远志、石菖蒲、茯神、茯苓、朱砂、龙齿、党参。功能主治：宁心保神，益血固精，用于因惊恐而失眠，夜寐不宁，梦中惊跳怵惕，尤其对心虚胆怯之心悸有良效。一次 6g，一日 3 次。② 朱砂安神丸，成分：朱砂、黄连、当归、生地黄、炙甘草。功能主治：清心养血，镇惊安神，用于胸中烦热，心神不宁，失眠多梦。口服，大蜜丸一次 1 丸，小蜜丸一次 9g，水蜜丸一次 6g，一日 2 次，温开水送服。③ 珍合灵片，成分：珍珠层粉、灵芝、甘草。功能主治：养心安神，用于治疗心悸、失眠。口服，一次 3 ~ 4 片，一日 3 次。

阴虚火旺证

症状：心悸不安，心烦不眠，惊悸易怒，头晕目眩，耳鸣，手足心热，腰膝酸软，口干少津。舌质红，苔少或光剥，脉细数。

治则：滋阴养血，补心安神。

代表药物：天王补心丹，成分：酸枣仁、柏子仁、当归、天冬、麦冬、生地、人参、丹参、玄参、茯苓、五味子、远志肉、桔梗。功能主治：滋阴养血，补心安神，用于阴虚血少，神志不安证。每次服 1 丸（9g），早晚各服 1 次，半个月为 1 个疗程。一般服药 1 ~ 2 个疗程后病情即可好转或痊愈。

肝郁气滞证

症状：心悸胸闷，走窜疼痛或两胁胀痛，气短，善太息，情志抑郁，烦躁不安，心绪不宁，失眠多梦，舌淡，苔薄，脉弦。

治则：疏肝理气。

代表药物：柴胡舒肝丸，成分：陈皮、柴胡、川芎、炒枳壳、芍药、炙甘草、香附。功能主治：疏肝理气，消胀止痛，用于肝气不舒，胸胁痞闷，食滞不清，呕吐酸水。口服，一次 1 丸，一日 2 次。

痰火扰心证

症状：心烦少寐或不寐，惊悸不宁，胸闷痞满，胁肋疼痛，泛恶嗳气，头重痰多，口苦眩晕，失眠心烦，舌红苔黄腻，脉弦滑而数。

治则：理气解郁，清心化痰。

代表药物：越鞠二陈丸，成分：陈皮、茯苓、甘草。功能主治：理气解郁，化痰和中，用于胸腹闷胀，嗳气不断，吞酸呕吐，消化不良，咳嗽痰多。口服，一次 6 ~ 9g，一日 2 次。

气阴两虚证

症状：心悸，气短，神疲头晕，失眠多梦，颧红口干，舌红少苔，脉弱而数。

治则：益气养阴。

代表药物：益心舒胶囊，成分：人参、麦冬、五味子、黄芪、丹参、川芎、山楂。功能主治：益气复脉，活血化瘀，养阴生津，用于气阴两虚，心悸脉结代，胸闷不舒，胸痛及冠心病心绞痛见有上述症状者。

气滞血瘀证

症状：心悸不安，胸闷不舒，气短急躁，头痛失眠，胸痛时作，痛如针刺，唇甲青紫，舌质紫暗或有瘀点、瘀斑，脉涩或结或代。

治则：行气活血化瘀。

代表药物：心可舒片，成分：丹参、葛根、三七、山楂、木香。功能主治：活血化瘀，行气止痛，用于气滞血瘀引起的胸闷、心悸、头晕、头痛、颈项疼痛见上述症状者。口服，一次 4 片，一日 3 次，或遵医嘱。

4. 心绞痛与心脏神经官能症应如何区别用药?

胸痛是心绞痛和心脏神经官能症共同的症状，但两者病因不同，临床表现的胸痛性质也不同，很多心脏神经官能症患者误认为自己的胸痛为冠心病心绞痛，故长期服用治疗心绞痛的中成药，然而治疗心绞痛的中成药多含活血化瘀药物。活血化瘀药物善于辛散走窜，且有行血散瘀、通经利痹、消肿定痛等功效，在治疗各种瘀血证疾病时，易耗散气血，引起气血亏虚等证候。如使用量大，服用过久，就会见到脾虚气弱、气血不足的症状。一般来说，心脏神经症虚证多，则需根据证候不同在安神的基础上补气、养血、滋阴、温阳，如兼有实征，根据症状配以清火、化痰、活血化瘀的药物。

5. 安神药和安眠药是一样的药么？

安神药和安眠药不一样。安神属中医范畴，中医认为，失眠与心、肝等脏腑功能失调有关。安神药通过滋肝、养心、养血等来安神定志，进而起到治疗失眠、多梦、怔忡等效果，可分为重镇安神药和养心安神药两类。重镇安神药所含药物多为矿石类中药，如朱砂、磁石、琥珀、龙骨、龙齿、珍珠母、牡蛎、紫石英等，这些药物主要用于心火亢盛、痰火扰心、痰迷清窍所致的心悸失眠、烦躁易怒、惊痫癫狂、阳气浮动、心神不安等实证；养心安神药所含药物多为植物类中药，多质润性补，如酸枣仁、合欢皮、丹参、茯神、柏子仁等，主要用于心血不足、思虑过度、劳伤心脾、情志不遂等所致的失眠多梦、心悸不安、神疲健忘、神魂不宁等虚证。

安眠药属西药，是国家重点管理的二类精神药，适用于急性心理应激和躯体疾病引起的暂时性失眠，或者用于重症精神病的睡眠障碍。这类药物疗效确切，口服吸收完全，作用快，多能起到“立竿见影”的效果。但安眠药直接作用于中枢，对人体有较大的副作用（如出现头晕、口干、胃不适等），肝、肾功能不全者要慎用。长期服用会有药物依赖及停药反跳，应该在医生的指导下应用。

相对来说，安神药起效速度不如安眠药，但副作用较少，无成瘾性，可对症加减用药。一般做辅助治疗药物。常用药物有：①心神宁片，成分：酸枣仁（炒）、远志、茯苓、栀子、六神曲、甘草。功能主治：养血除烦，宁心安神，用于心肝血虚所致的失眠多梦、烦躁而惊、疲倦食少。口服，一次4～6片，一日3次。②安神补脑液，成分：鹿茸、制何首乌、淫羊藿、干姜、甘草、大枣、维生素B_1。功能主治：生精补髓，益气养血，强脑安神，用于肾精不足、气血两亏所致的头晕、乏力、健忘、失眠；神经衰弱症见上述证候者。口服，一次10ml，一日2次。③乌灵胶囊，成分：乌灵菌粉。功能主治：补肾健脑，养心安神，用于心肾不交所致的失眠、健忘、心悸心烦、神疲乏力、腰膝酸软、头晕耳鸣、少气懒言、脉细或沉无力；神经衰弱症见上述证候者。口服，一次3粒，一日3次。④清脑复神液，成分：人参、黄芪、当归、鹿茸（去皮）、菊花、薄荷、柴胡、决明子、荆芥穗、丹参、远志、五味子等。功能主治：清心安神，化痰醒脑，活血通络，用于神经衰弱，失眠，顽固性头痛，脑震荡后遗症所致头痛、眩晕、健忘、失眠等症状。口服，轻症一次10ml，重症一次20ml，一日2次。⑤百乐眠胶囊，成分：百合、刺五加、首乌藤、合欢花、珍珠母、石膏、酸枣仁、茯苓、远志、玄参、地黄、麦冬、五味子、灯心草、丹参。功能主治：滋阴清热，养心安神，用于肝郁阴虚型失眠证，症见入睡困难、多梦易醒、醒后不眠、头晕乏力、烦躁易怒、心悸不安等。口服，一次4粒，一日2次，14日为1个疗程。

预防措施与调护

- 注意避免情绪波动，培养健康稳定的心理素质，是预防本病的关键。
- 防止过度用脑及劳累，保证一定的休息和睡眠。
- 避免喝浓茶、咖啡、可乐之类的饮品，勿食辛辣油腻之品，防止刺激患者的神经系统，导致失眠。
- 避免剧烈运动。剧烈运动只会使病情恶化，患者适合做些如太极拳、慢走等的有氧运动，通过运动以释放压力、放松心情。

小贴士

心脏神经官能症患者需注重心身并调，一是情绪调节，二是生活习惯调整。首先调整心态，待人接物心平气和，勿过度劳累，喜怒有度；其次注意劳逸结合，每天慢走一万步，充分保证睡眠，以达身体的脑体平衡。此外，根据刚柔辨证理论，具体而论，对于肝旺证即刚证患者，平素脾气暴躁，心烦易怒，建议其远离影响情绪波动的外界因素，少食肥甘厚味，多于环境清幽的环境中进行可以利于心身的体育锻炼，如太极拳、散步等。对于肝郁证即柔证患者，平素心情抑郁，情绪低落，引导其正确的对待社会与家庭中出现的矛盾，发掘其对物质精神的内在渴望，帮助患者恢复自强不息的生活态度，积极参加户外团体运动，如登山、跑步等。

心律失常

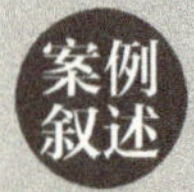

案例叙述

10岁的楠楠患心肌炎已经有2年多了，2个月前开始经常出现乏力、心悸、胸闷、头晕、多汗等症状，楠楠的妈妈赶紧带他去了中医院。体检：面色苍白，精神倦怠，咽稍红，双肺（－），心音稍低，心律不齐，心率52次/分，腹软，舌质淡胖，苔白腻，脉濡缓无力，心电图示窦性心动过缓，Ⅱ度Ⅰ型房室传导阻滞，超声心动图示左心室扩大，室间隔运动幅度减低，心肌酶正常。经医生诊断，楠楠被确诊为心律失常，证属心肾阳虚、痰瘀留滞，可采用温阳益气、化痰逐瘀的方法进行治疗。1个月后，楠楠的不适症状基本消失，心率升至64次/分，Ⅱ度房室传导阻滞转为Ⅰ度，继续巩固治疗，复查时发现心率始终维持在（60～76）次/分，心电图与超声心动图恢复正常。

小王最近时常出现这样一种情况：突然间心悸心慌、胸闷、头晕，然而小王并没有在意。后来看到电视了解到自己的症状可能与冠心病有关，觉得很害怕，便去了医院做检查，结果被医生诊断为快速性心律失常，但是医生觉得小王的症状属于生理性期前收缩就没有用药物治疗。可是小王仍然很担心，就在网上查询到一些治疗心律失常的药物进行服用，结果出现恶心、呕吐、眩晕症状。对此小王特别后悔，发誓以后一定要听医生的话。

心律失常的中西医概述

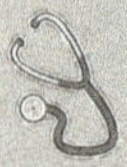

心律失常是由于窦房结激动异常或激动产生于窦房结以外，激动的传导缓慢、阻滞或经异常通道传导，即心脏活动的起源和（或）传导障碍导致心脏搏动的频率和（或）节律异常。其实质为心搏频率、节律及冲动传导等任何一项异常，可分为快速性（如期前收缩和心动过速等）和缓慢性（如传导阻滞等）心律失常。

心律失常的确诊大多要靠心电图，部分患者可根据病史和体征做出初步诊断。详细追问发作时的心率、节律（规则与否、漏搏感等），发作起止与持续时间，发作时有无低血压、昏厥或近乎昏厥、抽搐、心绞痛或心力衰竭等表现，以及既往发作的诱因、频率和治疗经过，有助于判断心律失常。

窦性心律的心电图特点为：P 波规律出现，且 P 波形态表明激动来自窦房结（即 P 波在Ⅰ、Ⅱ、aVF、V4 ~ V6 直立，在 aVR 倒置）。正常窦性心律的频率一般为（60 ~ 100）次 / 分。

目前临床应用的抗心律失常药物已近 50 余种，至今还没有统一的分类标准。大多数学者同意根据药物对心脏的不同作用原理将抗心律失常药物分以下四类，以指导临床合理用药，其中Ⅰ类药又分为 A、B、C 3 个亚类。

祖国医学虽无心律失常病名的记载，但其脉学中有许多脉象与心律失常有关，如数、迟、疾、促、结、代、涩及釜沸、雀啄等脉，属于“心悸”“怔忡”“虚劳”“昏厥”等范畴，快速性心律失常的病因病机普遍认为是心脏亏虚、血脉瘀滞、瘀而化热；缓慢性心律失常的病因病机目前多认为是心脾肾阳气亏虚，寒湿、痰饮、瘀血之邪阻滞心脉，心脉瘀阻不畅。心悸的病位主要在心，由于心神失养，心神动摇，悸动不安。但其发病与脾、肾、肺、肝脏腑功能失调相关。本病在临床上主要表现为本虚标实，虚实夹杂。本虚为主，如气血不足、气阴两虚、心阳不振、肾阳虚衰，故当以固本为要；兼有标实，如气滞血瘀、痰热内生、肝阳上扰，则宜治标为急。临床上以补养气血，调和阴阳，兼化痰清热，祛痰导滞为大法。具体应用时还要分清缓急，必要时结合西医急救。

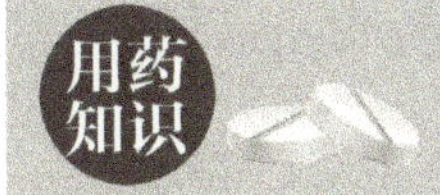

1. 治疗心律失常的中成药有哪些？相比西药有哪些优势？

治疗心律失常的中成药有稳心颗粒、振源胶囊、益心舒胶囊、心元胶囊、黄杨宁片、宁心宝胶囊、心宝丸等。现如今市面上的中成药种类繁多，患者应当根据自己的症状在专科医生的辨证论治下选择药物，切勿自行服药。

目前困扰心律失常治疗的最大问题就是西药的毒副作用，许多药物治疗的有效剂量与引发毒副作用的剂量非常相近，用不够剂量控制不住心律失常，用足剂量又有可能引起更严重的心律失常，甚至增加心血管病的死亡率。中药治疗心律失常的优势在于整合调节，可以多途径、多环节、多靶点阻断心律失常的发生，毒副作用相对较小。在临床上，我们应当鼓励中药和西药的联合使用。

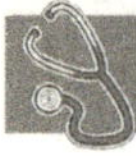

2. 稳心颗粒有什么成分？主要作用是什么？

主要成分：党参、黄精、三七、琥珀、甘松。

功能主治：益气养阴，定悸复脉，活血化瘀。本品主治气阴两虚兼心脉瘀阻所致的心悸不宁、气短乏力、头晕心烦、胸闷胸痛。适用于各种原因引起的期前收缩、心房颤动、窦性心动过速等心律失常。

3. 参松养心胶囊有什么成分？主要作用是什么？

主要成分：人参、麦冬、山茱萸、丹参、酸枣仁（炒）、桑寄生、赤芍、土鳖虫、甘松、黄连、南五味子、龙骨。

功能主治：活血通络，清心安神。用于治疗冠心病室性期前收缩属气阴两虚，心络瘀阻证，症见心悸不安、气短乏力，动则加剧、胸部闷痛、失眠多梦、盗汗、神倦懒言。

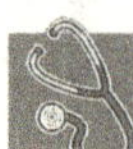

4. 益心舒胶囊有什么成分？主要作用是什么？

主要成分：人参、麦冬、五味子、黄芪、丹参、川芎、山楂。

功能主治：益气复脉，活血化瘀，养阴生津，用于气阴两虚，心悸脉结代，胸闷不舒、胸痛及冠心病心绞痛见有上述症状者。

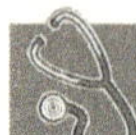

5. 以上介绍的三种药物有什么区别？如何选用呢？

三种药物均以活血通络复脉为主要治疗原则，其中稳心颗粒对于室性期前收缩、心动过缓、快速性心律失常等不同类型的心律失常均有良好的效果，并且可与不同种类的抗心律失常西药联用；参松养心胶囊亦是临床应用、研究比较成熟的抗心律失常中成药，与抗心律失常西药联合应用对各型心律失常均有良好的效果，对于缓慢性心律失常（病态窦房结综合征、慢快综合征）及室性期前收缩具有明显的疗效；益心舒胶囊主要用于治疗气阴两虚及心血瘀阻引起的心脏疾患，联合抗心律失常药物能明显增加治疗期前收缩的疗效。

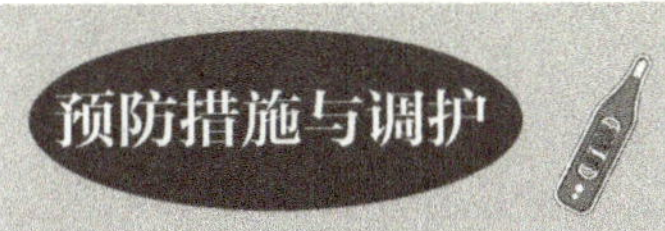

预防措施与调护

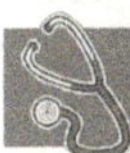

缓慢性心律失常的预防与调护

- 积极防治原发病，及时控制、消除原发病因和诱因是预防的关键。
- 病态窦房结综合征、完全性房室传导阻滞，如心室率＜40次/分，且血流动力学改变明显，出现心、脑等重要器官供血不足，应安置人工心脏起搏器，以防止心脑综合征。

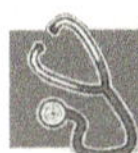

快速性心律失常的预防与调护

- 是否需要给予患者长期的药物预防，取决于发作频繁程度及发作的严重性。近年导管消融技术已十分成熟，具有安全、迅速、有效且能治愈心动过速的优点，可优先考虑应用。
- 治疗原发病，消除诱发因素，是减少本病发作的关键。
- 注意劳逸结合，避免精神紧张和疲劳，生活要有规律，保持乐观的情绪可减少发病。
- 严禁烟酒，忌食辛辣、生冷、肥甘，饮食宜清淡，注意高蛋白饮食的摄入，多食新鲜蔬菜、水果。

小贴士

1. 心律失常分为哪几类?

心律失常，通常分两大类，即快速性心律失常和缓慢性心律失常。

快速性心律失常（也称心动过速）：可起源于心房、房室结或心室，常见有：①室上性心动过速（以下简称室上速）；②房性心动过速、心房扑动和心房颤动等；③室性心动过速、心室扑动和心室颤动。

缓慢性心律失常（也称心动过缓）：主要分为病态窦房结综合征和传导阻滞两大类。

2. 所有心律失常症状都需要治疗吗?

在所有心律失常的症状中，期前收缩最为普遍。具体来说，绝大多数的期前收缩，并没有危险。若并未感觉到不适，不需要进行任何服药和手术治疗，对生活也没有不良影响。但是，如果出现头晕、心悸甚至昏倒等症状，通常是有较严重的心律失常。这种情况下，根据医生的建议进行检查，采用药物治疗的措施改善症状，如若患有恶性室性心律失常，就有可能要进行装心脏除颤起搏器的手术。

3. 预示心律失常的六个信号?

美国“网络医学博士”网站撰文提醒，如果你出现了下列6种症状，一定要先排除是否存在心律失常。

（1）心悸：感觉心脏怦怦地跳动，或者前心有空落落的感觉。

（2）胸闷：胸部有说不出的不舒服感觉。

（3）气短：吸不上气的感觉。

（4）眩晕：无明确的周围环境或自身旋转的运动感，甚至跌倒。

（5）虚弱或疲劳：感觉身上没劲儿，易疲惫。

（6）晕厥：不管什么原因，如果你晕倒过，一定要检查心脏的跳动是否正常。

心力衰竭

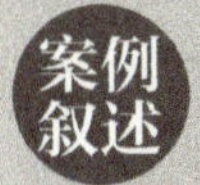

1. 82 岁的李大爷患冠心病已经有十几年了，1 个月前因感冒未及时治疗还引起了严重的心力衰竭，住院治疗后李大爷的症状缓解了不少。出院时医生千叮咛万嘱咐“抗心衰的药一定要按时吃”，结果李大爷还是把医生的话当成了耳旁风，出院刚 1 个星期他就把抗心力衰竭的药都停了，没过 2 天就出现了喘憋、双下肢浮肿、咳嗽、咯血等症状，刚出院 1 个多星期的李大爷又再次入院了。

2. 家住农村的张先生，今年刚刚 58 岁，却已经有 3 年的心力衰竭病史了，最近又多了个心房颤动的症状，村里卫生所的医生建议张先生服用地高辛，这个药可以治疗心房颤动，对心力衰竭也有很好的疗效，张先生认为这是个好药，拿回家乖乖按照医生的建议服用了，刚开始心房颤动确实得到了控制，但过了 1 个月这药的作用就不明显了，张先生又开始心房颤动了，他认为是药量太小了，于是擅自做主加大了药量，这不没过 2 天张先生就出现了恶心呕吐、心慌的症状，家人急忙将其送到医院，医生说张先生这是地高辛服用过量引起的中毒。

心力衰竭的中西医概述

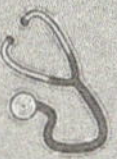

心脏靠心肌的收缩而跳动，心脏每跳动一次，就把心内的血液经血管喷射到全身。顾名思义，心力衰竭就是心功能极度减弱，不能泵出足够的血液以满足机体的需要。如不及时抢救，就有生命危险。

心力衰竭分为右心衰竭和左心衰竭。右心衰竭典型的临床表现是以体循环瘀血为主，出现气短、颈静脉怒张、肝脏肿大、全身肿；左心衰竭以肺循环瘀血为主，左心房和肺静脉扩张，表现为呼吸困难、干咳、肺部啰音及哮鸣音、心率快而弱、脉搏细弱甚至摸不到。

临床上常用的心力衰竭辅助检查包括利钠钛、肌钙蛋白、血常规、尿常规、肝肾功能、血糖、血脂、电解质、甲状腺功能、心电图、X 线、超声心动图、心脏磁共振及冠状动脉造影等。

治疗心力衰竭的药物主要有利尿剂、肾素 - 血管紧张素 - 醛固酮系统抑制剂、β 受体拮抗剂、正性肌力药及扩血管药物。

历代古医籍中虽无心力衰竭病名的记载，但根据心力衰竭的临床表现，可将其归属于中医“喘证”“水肿”“痰饮”等的范畴。其病机主要表现在以下 3 个方面：其一是心气亏虚，主要由于外邪引起，邪侵犯血脉，耗伤阴血，从而伤及心气，可致心脉不足，气虚血少，随着病程的增加，从而波及心脏，出现气短、心悸等一系列临床症状；其二是血脉瘀滞，慢性心力衰竭患者根据病情轻重，在临床表现上各不相同，轻者表现为心血瘀阻、面色瘀暗、唇甲青紫、舌有瘀斑或瘀点，重者表现为肝血瘀或肺血瘀，患者可出现不能平卧、呼吸困难、咳嗽、咯血等症状；其三是水邪为患，正常情况下，津液出入于脉道与血交换，而慢性心力衰竭患者会出现血脉瘀滞，使正常的津液与血交换难以正常进行，导致津液与血留滞，血不利则为水。水津运行无力而导致气虚水停。水火失济可致水邪泛滥，致水液运化及脾、肺、肾功能失调，致水液内停。

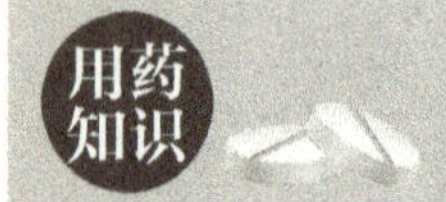

1. 治疗慢性心力衰竭，中医有什么看法？

中医认为，慢性心力衰竭按中医辨证分型可分为心气亏虚、气阴两虚、气虚血瘀水停、水气凌心、阴竭阳脱 5 个证型，具体论述如下。

心气亏虚（多见于心力衰竭轻症）

临床常见症状：心悸气短，动则尤甚，乏力，倦怠懒言，自汗，纳呆，或浮肿，舌质淡暗，体胖，苔白，脉细弱无力或涩或结。

气阴两虚（多见于心力衰竭轻症）

临床常见症状：心悸气短，动则尤甚，乏力，伴口干心烦，五心烦热，少寐，舌暗红，苔少或无苔，脉细弱数，或疾或促，或结或代。

气虚血瘀水停（多见于以右心衰竭为主之中、重度心力衰竭）

临床常见症状：心悸气短，动则尤甚，乏力，纳呆，腹胀，右胁下痛积，尿少浮肿唇紫。舌淡暗或紫甚青紫，苔白或微腻，脉沉细，或疾或促，或结或代。

水气凌心（多见于以左心衰竭为主之中、重度心力衰竭）

临床常见症状：心中澹澹大动，喘不得卧，动则尤甚，汗出，颜面青紫，形寒肢冷，无尿或少尿，下肢浮肿，舌紫暗，苔白或无，脉或疾或促，或结或代，偶见雀啄、鱼翔之脉。

阴竭阳脱（重度心力衰竭晚期）

临床常见症状：喘悸不止，吸多呼少，抬肩撷肚，汗出如油，肢冷昏瞶谵妄，舌绛或萎，脉散、涩、微细欲绝。

2. 补益强心片有什么成分？主要作用是什么？

主要成分：人参、黄芪、香加皮、丹参、麦冬、葶苈子。

功能主治：益气养阴、活血利水，用于冠心病、高血压性心脏病所致的慢性充血性心力衰竭（心功能分级Ⅱ～Ⅲ级），中医辨证属气阴两虚兼血瘀水停证者。症见心悸、气短、乏力、胸闷、胸痛、面色苍白、汗出、口干、浮肿、口唇青紫等。

3. 芪苈强心胶囊有什么成分，主要作用是什么？

主要成分：黄芪、人参、附子、丹参、葶苈子、泽泻、玉竹、桂枝、红花、香加皮、陈皮。

功能主治：益气温阳，活血通络，利水消肿，用于冠心病、高血压所致的轻、中度充血性心力衰竭证属阳气虚乏，络瘀水停者，症见心慌气短，动则加剧，夜间不能平卧，下肢浮肿，倦怠乏力，小便短少，口唇青紫，畏寒肢冷，咳吐稀白痰等。

4. 参桂胶囊有什么成分，主要作用是什么？

主要成分：红参、桂枝、川芎。

功能主治：益气通阳，活血化瘀，用于心阳不振，气虚血瘀证，症见胸部刺痛，固定不移，入夜更甚，遇冷加重，或畏寒喜暖，面色少华；冠心病、心绞痛、心功能不全见上述证候者。

5. 以上介绍的 3 种药物有什么区别？如何选用呢？

3 种药物均能够治疗心力衰竭。其中，补益强心片的主要功能是益气养阴、活血利水，用于冠心病、高血压性心脏病所致的慢性充血性心力衰竭（心功能分级Ⅱ～Ⅲ级），中医辨证属气阴两虚兼血瘀水停证者，症见心悸、气短、乏力、胸闷、胸痛、面色苍白、汗出、口干、浮肿、口唇青紫等；芪苈强心胶囊的主要功能为益气温阳、活血通络、利水消肿，用于冠心病、高血压所致的轻、中度充血性心力衰竭证属阳气虚乏，络瘀水停者，症见心慌气短，动则加剧，夜间不能平卧，下肢浮肿，倦怠乏力，小便短少，口唇青紫，畏寒肢冷，咳吐稀白痰等；参桂胶囊的主要功能为益气通阳、活血化瘀，用于心阳不振，气虚血瘀证，症见胸部刺痛，固定不移，入夜更甚，遇冷加重，或畏寒喜暖，面色少华，冠心病、心绞痛、心功能不全见上述证候者。

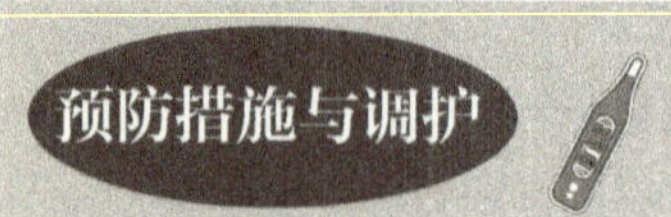

心力衰竭患者的家庭护理非常重要，需注意以下几个方面。

合理休息：除午休外，下午宜增加数小时的卧床休息。急性期和重症心力衰竭患者应卧床休息，当心功能好转后，应下床进行适当的活动，如散步等，但要掌握活动量，当脉搏大于110次／分或感到有心慌、气急与异搏感时，应停止活动并休息。

减少诱因：劳累、感染是诱发心力衰竭的常见原因，对慢性心力衰竭患者来讲，无论遇到何种感染，均应早期应用足量抗生素。体弱患者有感染时，体温不一定很高，可能只表现为倦怠、嗜睡、食欲不振等，应注意观察。减少劳力因素，保持排便通畅。

调整饮食：其原则为低钠（盐）、低热量、清淡而易消化，注意摄入足量的糖类、足量的维生素、无机盐、适量的脂肪，并应戒烟戒酒，最好少食多餐，避免因饱餐而加重或诱发心力衰竭。

坚持治疗：要严格按医嘱用药，不可擅自停药或换药，以免引发严重的不良后果；要熟悉常用药物的毒副作用，以利于早发现、早治疗。

定期复查：包括心电图、心功能测定、体重与水肿情况，还要注意定期抽血复查地高辛浓度和血钾、钠、镁，以及尿素氮、肌酐等，若发现异常，要及时就医。

小贴士

心力衰竭患者适宜低脂肪低盐饮食。轻度心力衰竭者钠的摄入应控制在 2 ~ 3g/d，相当于食盐 5 ~ 7.5g；中、重度心力衰竭者钠摄入应低于 2g/d。如合并低钠血症应在限制水摄入的基础上，适量增加钠的摄入。如果体重超标应减轻体重，如明显消瘦者应给予营养支持，严重者可给予白蛋白。每日饮食、饮水中的液体总量应控制在 1.5 ~ 2.0L 为宜，如严重心力衰竭者要求严格控制入水量，包括输液治疗。

闭塞性动脉粥样硬化

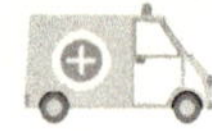

1. 赵师傅今年55岁，在一家星级酒店做大厨，因为工作的缘故，常吃酒店的“高级”菜品，体型肥胖，平素喜欢抽烟、喝酒，最近半年来右腿怕冷，脚趾尤其严重，小腿经常抽痛，走路也步态不稳。近半个月来症状加重，右腿酸胀麻木，到了夜里疼痛得不能入睡。赵师傅认为是缺钙所致，就去药店买了钙片，但是服用1个多月后症状还是没有减轻，到医院检查，被诊为“下肢动脉硬化性闭塞症”。

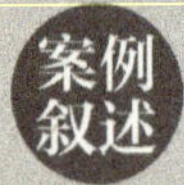

2. 刘大爷今年60岁，有高血压、冠心病病史十几年，平常爱和老伴一块儿去晨练，溜溜弯儿，可是最近2年，老人家发现走路不如从前了，走个两三百米，小腿就酸得不行，得停住站会儿。今年冬天，这腿的毛病重了，连100米都走不了，在家待着的时候也觉得小腿发凉，又酸又疼，夜间更甚。老伴儿总说是“老寒腿”，穿厚点儿就好了。前2天实在熬不住，去医院一查，不查不知道，一查发现左脚的皮肤都变成了青紫色，大脚趾底还有一大块结了疤的溃疡。经医生检查，已经是下肢动脉硬化性闭塞症Ⅳ期，治疗不及时的话后果严重。

闭塞性动脉粥样硬化是由于周围动脉发生粥样硬化病变，以致动脉慢性变窄或闭塞的一种疾病。多见于中、老年人，常同时并发高血压、冠心病、糖尿病和高脂血症、脑血管病等。动脉硬化性闭塞症的发病率呈逐年上升的趋势，中、老年患者居多，由于本病初期症状不显著，未受到重视，导致病情发展，最终引起坏疽，甚至截肢、死亡。因此，提高人们的医学常识、防病意识，及早防治动脉硬化性闭塞症，将降低此类患者的致残率、死亡率。

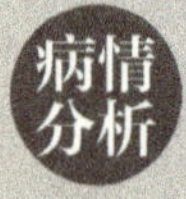

西医治疗闭塞性动脉粥样硬化多采用手术和介入治疗，适应证局限，容易引起术后血栓，多数患者不愿接受，因此，多数患者把希望寄托于中医。闭塞性动脉粥样硬化属中医“脱疽”范畴，多因先天不足，正气衰弱，脾肾两虚，过食肥腻厚味，痰湿滋生，致痰瘀脉络，气血不畅，甚或痹阻不通而发病。中医治疗动脉硬化性闭塞症疗法多样，重在整体治疗，疗效稳定，安全可靠，可以减少并发症的发生，可对患者进行个体化治疗，辨证给予口服中药，外加熏洗、外敷、针灸等，可以减少患者的痛苦，早期治疗，避免手术创伤。但中医也不是万能的，一旦患者出现了坏疽感染等严重危及生命的情况，慎用熏洗疗法和贴敷疗法，缺血肢体创面，忌用腐蚀性和刺激性药物，还是应该及时给予必要的抗炎、手术治疗，以免延误病情。

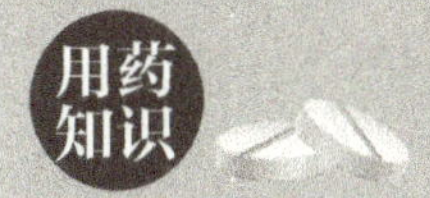

1. 腿抽筋一定是缺钙么，需要补钙么?

人们习惯将腿抽筋和缺钙联系到一起，以为补补钙就好了。其实，对于一些高血压、糖尿病患者，尤其是老年人，腿抽筋的真正原因，可能是因为下肢动脉硬化造成的。生活中遇到腿抽筋的老人，他们大都补过钙，长期服用仙灵骨葆胶囊、金天格胶囊等补钙药品，但经过详细检查，其中大部分并非缺钙，而是患有下肢动脉硬化性闭塞症。缺钙而长期误诊，这是很危险的，因为下肢动脉硬化性闭塞症如不及时治疗，患者后期会很痛苦，可能造成腿足溃疡，最后不得不截肢。因此，腿抽筋应先确诊是什么原因引起的。如果是骨质疏松、缺钙引起的，可进行补钙治疗；而有心血管病、脑中风、高血压、高血脂、糖尿病病史的患者，一旦出现下肢酸痛、抽筋、行走不利的症状，则应该首先排除是否为下肢动脉硬化性闭塞症。

2. 下肢动脉硬化性闭塞症可以药物治疗么?

下肢动脉硬化性闭塞症是全身病变的局部表现，综合治疗方式包括消除危险因素、加强运动、药物治疗、血管腔内治疗、手术治疗等。其中，药物治疗适于轻症患者，以抗血小板、扩张血管、改善侧支循环为主。如果没有禁忌证，有症状的下肢动脉硬化性闭塞症患者均应行抗血小板聚集治疗。阿司匹林是首选的抗血小板聚集药物。此外，可以根据病情选择中成药来治疗，如血府逐瘀胶囊、通塞脉片等，服药前请咨询专业医生。

3. 如何辨证选择中成药治疗下肢动脉硬化性闭塞症?

中医学认为，本病病位虽在局部血脉，但根源于脏腑，与机体的阴阳气血失调密切相关。

阳虚寒凝证

症状：患肢肤色苍白，发凉白润，麻木，间歇性跛行，遇冷则甚，皮色苍白，舌白，脉沉细，足背动脉、胫后动脉搏动减弱或消失。

治则：温经散寒，活血化瘀。

代表药物：益肾温脉胶囊，成分：生黄芪、鹿茸、陈皮、茯苓、丹参、鬼箭羽、鸡血藤。功能主治：温经散寒，活血化瘀，用于阴寒性早期动脉硬化性闭塞症，一日 3 次，一次 2 粒。

气滞血瘀证

症状：患肢凉麻感加重，持续性疼痛，夜间加重，间歇性跛行更甚。皮色呈紫暗或见紫褐斑，爪甲增厚不荣，肌肉渐瘦削，舌质青紫或紫暗，边有瘀点或瘀斑，苔白润，脉沉紧或沉涩。

治则：行气活血，化瘀止痛。

代表药物：① 血府逐瘀胶囊，成分：炒桃仁、红花、赤芍、川芎、炒枳壳、柴胡、桔梗、当归、地黄、牛膝、甘草。功能主治：活血祛瘀，行气止痛，用于瘀血内阻之动脉硬化性闭塞症。口服，一次 6 粒，一日 2 次，1 个月为 1 个疗程。② 活血通脉片，成分：鸡血藤、三七、丹参、川芎、冰片、石菖蒲、人参、桃仁、红花、赤芍、黄精（酒炙）、郁金、降香、木香、陈皮、枸杞子、麦冬。功能主治：活血通脉，行气止痛，用于气滞血瘀型动脉硬化性闭塞症。口服，一次 5 片，一日 3 ~ 4 次。

瘀热内蕴证

症状：肢端溃疡、坏疽局限，局部红肿热痛，或肢体大片瘀肿、紫红，伴有发热或低热，舌质红绛，舌苔白腻或黄腻，脉象滑数或弦数。

治则：清热利湿，活血化瘀。

代表药物：① 通塞脉片，成分：金银花、玄参、当归、甘草、牛膝、黄芪、党参、石斛。功能主治：培补气血，养阴清热，活血化瘀，通经活络，用于毒热阻络，气阴两虚之血栓闭塞性脉管炎（脱疽）。口服，一次 5 ~ 6 片，一日 3 次。② 脉络宁颗粒，成分：牛膝、玄参、石斛、金银花。功能主治：清热养阴，活血祛瘀。用于Ⅰ、Ⅱ期动脉硬化性闭塞症及血栓闭塞性脉管炎引起的肢体皮肤发凉、酸胀、麻木、烧灼感、间歇性跛行、静息痛等；急性和亚急性期下肢深静脉血栓形成引起的局部肿胀、疼痛、皮肤温度升高、皮色异常等。冲服，一次 10g，一日 3 次。

血瘀热毒证

症状：严重肢体坏疽感染，红肿热痛，脓多味臭，伴有高热、烦躁，或有神昏谵语，口渴引饮，便秘溲赤，舌质红绛、紫暗，舌苔黄燥或黑苔，脉象洪数或弦数。

治则：清热解毒，凉血化瘀。

代表药物：① 毛冬青片，成分：毛冬青。功能主治：清热，活血，通脉，适用于血栓闭塞性脉管炎。口服，一次 4 ~ 5 片，一日 3 次。② 西黄丸，成分：牛黄、乳香、没药、麝香。功能主治：清热解毒，活血止痛，用于毒热内蕴之痈疽。口服，一次 3g，一日 2 次。

气血亏虚证

症状：患肢体凉，皮色苍白，或创面肉芽淡白，上皮不生，腰膝酸软，神疲乏力，面色萎黄，食少纳呆，舌质淡，苔白，脉沉细迟或无脉。

治则：补益气血。

代表药物：当归补血丸，成分：当归、黄芪。功能主治：补养气血，用于身体虚弱，气血两亏之动脉硬化性闭塞症缺血期。口服，一次 1 丸，一日 2 次。

4. 如何根据下肢动脉硬化症的临床分期来选择中成药治疗？

根据中医“脉道以通，气血乃行”的理论，瘀血是导致下肢动脉硬化性闭塞症发生发展的重要因素，贯穿疾病始终，因此，活血化瘀是治疗本病的原则，参照《下肢动脉硬化性闭塞症治疗指南》对该病的临床分期，在不同的病期，活血化瘀的侧重点也不同。

轻微症状期：多数患者无症状或者症状轻微，例如，患肢怕冷，行走易疲劳等。此时让患者行走一段距离再检查，常能发现下肢动脉搏动减弱甚至消失。

间歇性跛行期：间歇性跛行是动脉硬化性闭塞症的特征性表现。跛行时间越长，行走距离越短，则动脉病变程度越重。

以上两期多属于中医辨证的气血亏虚证、阳虚寒凝证，以治本为主，可酌情选用益肾温脉胶囊以温阳散寒或当归补血丸以益气活血。

静息痛期：病变进一步加重，休息时也有缺血性疼痛，即静息痛。静息痛是患肢趋于坏疽的前兆。疼痛部位多在患肢前半足或者趾端，夜间和平卧时容易发生。

疼痛时，患者常整夜抱膝而坐，部分患者因长期屈膝，导致膝关节僵硬。

此期常属于中医辨证的气滞血瘀证，治宜活血化瘀、通络止痛，可选用血府逐瘀胶囊、活血通脉片等中成药。

溃疡和坏疽期：患肢缺血加重出现肢端溃疡，严重者发生肢体坏疽，合并感染加速坏疽。

此期根据病变程度不同可分为组织坏死前期和组织坏死期，前者多为瘀热内蕴证，治宜清热利湿、活血化瘀，可选用通塞脉片或脉络宁颗粒等；后者多为血瘀热毒证，治宜清热解毒、凉血化瘀，代表药物有毛冬青片、西黄丸等。

5. 有哪些中成药可以治疗下肢动脉硬化性闭塞症?

下肢动脉硬化性闭塞症是指动脉粥样硬化斑块在动脉内壁上形成，随着斑块不断增大，造成管腔狭窄，下肢供血不足，出现下肢缺血症状。针对其发病及病程特点，可以服用中成药辅助降脂、抗血小板、扩张血管和抗感染治疗。

降脂治疗：①血脂康胶囊，成分：红曲。功能主治：除湿祛痰，活血化瘀，健脾消食。口服，一次2粒，一日2次，早晚饭后服。②绞股蓝总苷胶囊，成分：绞股蓝。功能主治：养心健脾，益气和血，除痰化瘀，降血脂。口服，一次40～60mg，一日3次。③丹田降脂丸，成分：丹参、三七、何首乌、人参、川芎、泽泻、当归、黄精、肉桂、淫羊藿、五加皮。功能主治：活血化瘀，健脾补肾，能降低血清脂质，改善微循环，用于高脂血症。口服，一次1～2g，一日2次。

抗血小板治疗：①脉血康胶囊，成分：水蛭。功能主治：破血，逐瘀，通脉止痛。口服，一次2～4粒，一日3次。②血塞通片，成分：三七总皂苷。功能主治：活血祛瘀，通脉活络，抑制血小板聚集和增加脑血流量。口服，一次1～2片（50～100mg），一日3次。③脑心通胶囊，成分：黄芪、赤芍、丹参、当归、川芎、桃仁、红花、乳香（制）、没药（制）、鸡血藤、牛膝、桂枝、桑枝、地龙、全蝎、水蛭。功能主治：益气活血、化瘀通络。口服，一日3次，一次4粒；或遵医嘱。

扩张血管治疗：银杏叶片，成分：银杏叶提取物。功能主治：活血化瘀通络。口服，一次2片，一日3次；或遵医嘱。

抗感染治疗：①四妙丸，成分：苍术、牛膝、黄柏（盐炒）、薏苡仁。功能主治：清热利湿，用于湿热下注，足膝红肿，筋骨疼痛。口服，一次6g（一次1袋），一日2次。②湿毒清胶囊，成分：地黄、当归、丹参、蝉蜕、苦参、白鲜皮、甘草、黄芩、土茯苓。功能主治：养血润燥，化湿解毒，祛风止痛。口服，一次 3 ～ 4 粒，一日 3 次。③ 连翘败毒丸，成分：连翘、金银花、苦地丁、天花粉、黄芩、黄连、大黄、苦参、荆芥穗、防风、白芷、羌活、麻黄、薄荷、柴胡、当归、赤芍、甘草。功能主治：清热解毒，散风消肿，用于脏腑积热，风热湿毒引起的疮疡。口服，一次 1 袋（6g），一日 2 次。

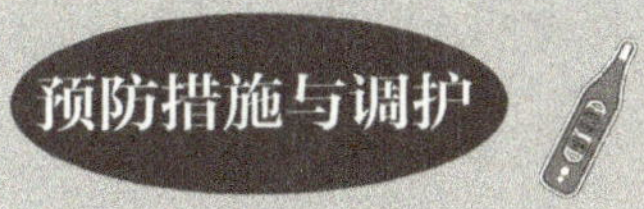

预防措施与调护

- 吸烟是本病独立的危险因素，故应绝对戒烟。

- 坚持低盐、低脂饮食，饮食宜清淡而富有营养，忌食生冷、油腻、苦寒收涩之品，可适当食用温补、活血、补气之品，如牛羊肉、山楂、桃仁、大枣、黄芪等，提高机体新陈代谢能力，加速创面愈合。

- 保持心情愉快，精神刺激、忧思过度、情志不畅，可使五脏气机紊乱，气血运行不畅，经络阻塞，脉道凝滞而发生本病。

- 运动对有跛行症状的患者大有裨益，可促进侧支循环的建立和开放，踏车和行走是闭塞性动脉粥样硬化患者运动的首选方式，一般每次运动时间持续大于 30 分钟，并且每周至少 3 次。

- 平日穿宽松、鞋底柔软的鞋袜，并经常更换，冬季应比常人多穿一层棉袜或自制棉套包裹患足。忌用热水袋、电热毯等直接加温患肢，以免增加组织耗氧量，反加重病情。

小贴士

切忌热水泡脚！

热水泡脚是一种日常常用的保健方法，其益处不言而喻。但是并不是所有的腿脚都是可以泡的。没有病的腿脚是可以泡的，但是对于病脚，特别是下肢动脉硬化性闭塞症的脚、糖尿病足是万万不可用热水泡的。这是因为遇热后，组织耗氧量增加，血管扩张，血流跟不上就会加重缺氧导致坏死。因此，一定要牢记病脚可以用温水洗，但切忌用热水泡。

中成药药名索引

附录